FDAの知識

ジェネリック薬

~不安と期待~

石居昭夫 著

薬事日報社

まえがき

～ジェネリック戦略を考える～

最近、世界的に画期的新薬の開発の勢いが弱まってきたのではないかとよくいわれる。これまで欧米を中心に生命を脅かす重大な病気に対する画期的な新薬が数多く生まれてきた。しかし、オーファンドラッグは以前より増えているものの、全体の画期的新薬の開発はここにきてどうやら次第に衰えを見せ始めたように感じる。

最近2、3年程度の期間のデータで新分子成分（新有効成分：NME）の承認数の傾向をとやかく判断することはできないが、市販薬よりも重要な治療利益を与える新薬として優先審査されるNDAの数はやや少なくなってきたような気がする。FDAの承認新薬の状況をみて感じることといえば、オーファンドラッグまたは患者が比較的少ないまれな病気に対する治療薬の承認数が増えたことである。そして、そのような新薬は従来のように大企業だけによって開発されるわけではなく、最近はあまり名の知られていない会社も開発に名乗りをあげてきている。

これまで研究開発に能力を集中してきた製薬会社は画期的新薬の実現が困難になってくると、当然、経営の目をジェネリック薬へも向けざるを得なくなってくる。それは会社専有のブランド薬に加えて、他社ブランド薬のジェネリック版販売にも頼らなければならないことを意味する。このようなブランド会社のジェネリック市場参入は、これまで国のジェネリック推進策に乗って次第に業績を伸ばしてきた研究能力の低い多くのジェネリック会社にとって大きな脅威となる。いよいよジェネリック戦争の幕開けである。

日本も例外ではない。ジェネリック薬の日本市場は４５００億円程度と推定される。新薬開発の鈍化や医療政策の見直し、それに外国企業の進出など、ジェネリック薬にとって有利な経済環境はジェネリック市場の拡大を促すであろう。その一方で、半世紀以上にわたり抜本的改革もなく昔のままの薬価基準という制度はジェネリック会社の自由な発展を阻害する働きをするようになった。ブランド名で薬価基準に収載されている特許期限切れ先発薬との競争にジェネリック薬が勝つことは至難である。ジェネリック市場は広がるものの、伸びるのは安価になったこれらブランド名の製品である。昔からジェネリック一筋に生きてきた会社の運命はいまのように戦略の貧困さをもち続ける限り明らかである。倒産か、買収かが待っている。世界トップの売上額を誇るテバ（イスラエル）に完全買収された大洋薬品は子会社のテバ製薬に衣替えして再出発した。

生き残り戦略をもって果敢に市場に突き進むジェネリック会社が果たして日本に存在するのだろうか。その多くはこれまでと相変わらずワンマン的なトップが戦略を考える構図ではなかろうかと想像する。これからのジェネリック会社にとってもっとも重要な課題は能力ある人材を集めることである。

ある経済学者の論文によれば、製品の販売戦略は低価格化、差別化、そして集中化の3つに分けることができる。これらの戦略は経済や社会情勢、あるいは製品に関連する法的規制などによって異なってくる。ジェネリック戦略を立てる場合、製品の法的規制や医療制度が大きく関係すると考えられる。

ジェネリック薬の低価格戦略はいうまでもなく昔から実行されてきた値下げ競争である。差別化は一般製品では非常によく見受けられる戦略である。しかし、その戦略はブランド薬のコピーでなければならないという法的タガを嵌められているため極めて限定的である。実例として、過去の一時期に注目された輸注用生食液のキット化をあげることができる。

バイアルに保存された注射用抗菌薬を使用時に輸液用生食液キットに差し込むことにより無菌的に注入薬液をつくる方法は、医療側の手間を省き、汚染の機会を減らし、しかも簡単に調製できるとあって、その利便性が評価された。開発会社にとっても、そのような付加価値で通常の輸注用生理食塩液よりも高い価格で販売できるというメリットがあった。しかし、この付加価値戦略による拡大策は長くは続かなかった。それが従来の生食液バッグと比べて特に優れた医療上の改善をもたらすわけではなく、加えて、価格の高いことが医療財政を圧迫するという批判までうけるようになった。差別化戦略で生まれたこのような製品も時間が経てば単なる保存容器に過ぎなくなる。また、半量製剤とか口腔内崩壊錠とか、ジェネリック薬の差別化を叫ぶ会社もあるが、これとて極めて限られる特定患者の使用上の手間が少々省けるだけのアイディアであるに過ぎない。

集中化戦略には特定製品の販売に会社の能力を集中するとか、狭い治療分野を標的として新製品や新適応の開発を進めるとか、経費が比較的少なくて済み、しかも治療上重要な意味をもつようなニッチ製品の開発戦略が含まれる。

また、ジェネリック薬の薬価基準の廃止、または改革という思い切った政治決断を求めることも、ジェネリック薬の普及促進の戦略として重要な意味をもつと考えられる。

既存の古い制度を改めることによって新しい道が開ける。その道は国際化への道であり、また古い医療体制からの脱却である。優れた経営者のもとに確固とした経営戦略と素質あるスタッフの意欲によってジェネリック会社の発展が期待される。

最後に、出版に当たりお世話になった薬事日報社に厚くお礼申し上げるとともに、昨年5月、病のため帰らぬ人となられた元薬事日報社社長、大沢巌氏のご冥福をお祈りする。

２０１２年４月

著者記

目　次

〜ジェネリック薬への切り換えによる病気再発〜

付録

第1章　ジェネリック承認システムの確立

～承認申請書の簡略化～

「新薬申請書」（ＮＤＡ）に基づいてＦＤＡから承認をうける新薬は専有名（固有の販売名）をもつブランド薬として市場に導入されるが、そのジェネリック版はブランド薬の販売独占権（特許権やその他法的に与えられる市場独占権）の期間が終了しない限り販売を承認されない。ブランド薬の独占期間が終了して承認をうけたジェネリック薬はその製品の主成分（有効成分）の一般名称で販売することが認められる。

ジェネリックという呼び名はアメリカで生まれた。その言葉が今日のように定着するまではいろいろな呼び名があった。「われわれも同じようにつくる」という意味から「ミーツー（me too）・ドラッグ」、あるいはそれがブランド薬の複製という意味から「コピー・ドラッグ」など、侮蔑的なまたは不信感を煽るような呼び方をされることもあった。これらの名前はいまでもときおり使われることがある。現在では、販売名としてその主成分の一般名称（Generic Name）を用いなければならないことから、「ジェネリック薬」（Generic Drug）という名称が広く定着している。

ジェネリック薬の由来は２つある。１つはブランド薬（先発製品）の特許保護期間の終了後、ジェネリック会社が申請し、ＦＤＡ承認をうけるジェネリック薬である。ジェネリック薬のほとんどはこのようなジェネリック薬である。もう１つは、ブランド会社の子会社またはライセンスをうけた会社が販売する、ブランド薬をジェネリック薬として再包装した製品である。このようなジェネリック製品は「オーソライズド・ジェネリック薬」（Authorized Generics：AG）と呼ばれる。ＡＧは実質的にブランド製品である。そのため、一般のジェネリック薬のようにＡＮＤＡ（簡略申請書）による承認を受ける必要がない。また、ＡＧには通常のブランド薬の初ジェネリック版に与えられる１８０日間の販売独占権は与えられない。

日本では、ブランド薬の後から遅れて市場にゾロゾロ出てくる現象をとらえて「ゾロ薬」または「ゾロ製品」と呼ばれた時代があった。これも侮蔑的言葉である。いまは真っ先に市場に導入されることからブランド薬を「先発薬」（Pioneer Drug）と呼び、その後から市場に出てくるジェネリック版を「後発薬」と呼ぶことが多い。後発薬は「先発薬（またはブランド薬）と同等であって、先発薬の特許独占権が終了するまで販売されない部類の医薬品」と定義される。

◇簡略申請書（ＡＮＤＡ）による承認の迅速化

～「医薬品価格競争・特許期間回復法」の成立～

米国で１９８４年に成立した「連邦食品医薬品化粧品法」（ＦＤＣ法）の改正法である「医薬品価格競争・特許期間回復法」によって、ジェネリック薬の市場への門戸が一挙に開放された。改正法により、それまでブランド薬と同じ新薬申請書（ＮＤＡ）の提出が求められていたジェネリック薬の申請要件が緩和されたためである。すなわち、ＮＤＡを簡略化した簡略新薬申請書（ＡＮＤＡ）の提出が認められた。

ＡＮＤＡ制度は、ブランド薬と重複する動物試験や臨床試験などのデータを省略することによって多額で無駄な経費が節約でき、かつ、承認が早まることによって安価なジェネリック薬を患者へ迅速に提供できることに意義があった。

その後、ＡＮＤＡによって承認が早められたジェネリック薬は次第に国内市場を拡げてきた。それから30年近くを経た今日、ジェネリック薬が占める処方せんの割合は全処方せんの70％近くに達した。それは金額ベースにすれば23％程度と推定される。

さっそく日本でもこのＡＮＤＡ制度が導入された。「後発医薬品の生物学的同等性試験ガイドライン」が公示された１９９７年12月であった。大企業の圧力のもとにそれまで動きの鈍かったジェネリック薬業界の発展が期待された瞬間である。

「医薬品価格競争・特許期間回復法」は「ハッチ・ワックスマン改正法」とも呼ばれる。この法律は2つの重要な目的をもつ。１つはＦＤＡ審査において失われるブランド薬の特許保護期間を回復（延長）することによって、ブランド企業が有益な新薬開発に投資した多額の資金を回収しやすくすることである。もう1つはジェネリック薬の承認要件を緩和することによって、その市場導入をできるだけ早く実現させることである。先に述べたようにＡＮＤＡ承認は、開発負担の少ない、安価なジェネリック薬を消費者に提供することにつながる。ハッチ・ワックスマン改正法はブランド薬とジェネリック薬の両業界の主張を盛り込んだ妥協の産物であった。議会は両者の主張の落としどころとして、ブランド薬には販売独占権の延長を認め、ジェネリック薬にはＡＮＤＡによる承認を認めたわけである。

当時、特許法のもとで付与される特許期間は17年間であった。製薬会社などからＦＤＡに提出された新薬申請書（ＮＤＡ）は、ＦＤＡによる審査を経て承認が決定されるまで早くても数年、普通で10年以上の期間が費やされていた。会社の研究開発に要する期間とＦＤＡの審査や承認過程で費やす期間を合わせると、医薬品の承認時点で、その特許保護期間の大半はすでに失われてしまっているということを意味する。製品がやっと市場に出たもののすでに特許有効期間の終了が迫っているという事態は、開発会社にとって大きな痛手となる。通常、研究開発費は市場で回収されるが、残りの特許期間が僅かではその回収が困難である。このような事態は、重要な病気に対する画期的な治療薬の開発意欲がそがれるという重大な問題に結びつく。

１９７９年、米国下院は特許期間回復法案の審議に入った。上院は１９８１年、その法案を審議し異議なく通過させた。しかし、ジェネリック業界はこの法律制定に猛烈な反対運動を展開した。特許期間回復法案が上院を通過するや直ちにジェネリック業界の下院に対する激しいロビー活動が始まった。これによって下院における法案の通過は阻止された。

このような事情を背景に２人の議員が調整に動いた。下院議員のヘンリーA・ワックスマンと上院議員のオリン・ハッチである。彼らはブランド業界の熱望する特許期間延長とジェネリック業界のかねてからの要望であるジェネリック薬承認の簡略化という相反する政策の融和をはかる改正法の成立に向けて奔走した。その法案は最終的に１９８３年議会に提出され、１９８４年９月、上下両院の協議によって議会を通過した。この改正法がハッチ・ワックスマン改正法と名付けられたのは彼らの活躍に由来する。

改正法の「特許期間回復法」の部分は、会社が新薬の研究開発に対して費やした期間の半分とＦＤＡが審査に要した期間との合計を、５年の限度で特許期間に加えることを認めるというものである。ただし、その年数を加えた後の特許期間は14年を超えないことが条件とされる。一方、「価格競争法」の部分は、特許侵害とならないなどの条件がつけられるが、臨床試験の代りに生物学的同等性試験を求めることなどによってジェネリック薬の承認申請を簡略化するというものである。

当時の資料によれば、新薬（ブランド薬）の開発は平均して１億ドルを超える多額の経費と7年から10年という長い年月を要していた。それにＦＤＡにおける新薬の審査プロセスが平均して３～５年かかっていた。新製品が承認されてから市場に導入される頃には特許期間の半分以上がすでに過ぎ去っている。画期的新薬の開発意欲の低下が危惧されたことは当然であったろう。

ジェネリック側にしてみれば、ブランド薬の特許期限が切れた後でも、そのジェネリック版の承認を得るにはブランド薬の申請と同じように臨床試験を含めた安全性と有効性の科学的データを提出しなければならず、これには強い不満があった。ブランド薬ですでに実施された臨床試験を重複して行なうことは時間と経費の無駄であるばかりでなく、高価なブランド薬に代えて安価なジェネリック薬を国民にできるだけ早く提供していくという国の方針にも反するものである。

ハッチ・ワックスマン改正法は、特許有効期間を延長することでブランド会社の研究開発意欲を高め、同時にジェネリック薬の承認を簡略化することで市場価格の引き下げ競争を期待するという、両方のメリットを生かすことで各方面の賛同が得られたわけである。

ブランド薬の承認には次のようなデータや情報を含む「新薬申請書」（ＮＤＡ）の提出が要求される。

①　化学
②　製造
③　試験
④　表示
⑤　インスペクション
⑥　動物試験
⑦　臨床試験
⑧　生物学的利用性

ジェネリック薬はANDA（簡略新薬申請書）に基づいて承認されるため、NDAで要求されるデータや情報のうち、「動物試験」、「臨床試験」、「生物学的利用性」の代わりに「生物学的同等性」試験データが要求される。それ以外はNDAと同様である。

ジェネリック薬の承認に必須要件であった臨床試験データの提出が不要となったことによって、改正後のジェネリック承認数は飛躍的に伸びた。そして、ジェネリック会社は膨大な開発経費を投ずることなくジェネリック薬を比較的容易に市場に導入でき、患者も安価な治療薬をいち早く利用できるようになった。

わが国でも薬事法が改正されて特許期間の回復とは異なる形の販売独占権の延長が認められる

ようになった。「新医薬品の再審査」と題する規定である。承認された先発薬は市場に出てから一定期間内に厚労大臣の再審査をうけることを要求される。この再審査期間中は、たとえその特許保護期間が終了したからといってもジェネリック版の承認申請書は受けつけられない。この規定は研究開発会社の新薬開発意欲を低下させないためにつくられ、実質的にはアメリカの特許期間回復と変わらない。ただ、安全性と有効性のデータにもとづいて承認され、しかも市場で長期間の使用経験を得て継続的に評価されてきた新薬を再審査という言葉で６～10年の販売独占権を認めることは日本流の理屈であって正直な表現ではないことが気になる。

わが国では、医薬品の特許権は20年間認められる。承認審査によってその特許有効期間が短くなることはアメリカの事情と同じである。しかし、市販後に収集される新しいデータの提出が求められ、それによってもう一度審査するという口実は外国ではおそらく理解されないだろう。やはりアメリカのように審査によって失われる特許期間は行政の責任において延長することが最も妥当なやり方であると思われる。

市場に存続する医薬品は使用される間、常に評価される。再審査とかいう要件が入る余地はないのではなかろうか。有害事象報告制度による安全性の監視、医療機関における有効性の評価など、使用時点で、たとえば死亡などの重大な事象が起これば、最悪の場合、承認取消という厳しい評価をうけるわけである。再審査の意味がよくわからない。

◇ジェネリック薬審査をめぐるスキャンダル
～FDA審査官とジェネリック会社の贈収賄事件～

　1989年、FDA審査官とジェネリック会社との間で起こった贈収賄事件は一時的ではあるが、ジェネリック薬の承認審査業務の停滞をきたした。この不正事件はジェネリック薬に対する消費者の不信感を生み、同時にそれは承認審査システムに対する疑惑となってFDAに跳ね返った。アメリカのジェネリック薬の歴史に大きな汚点を残した事件である。

　事件は1989年に発覚した。あるジェネリック会社が自社のジェネリック薬の承認を早めるためFDA審査官に賄賂を贈ったと、アメリカ下院の「監視調査小委員会」に別のジェネリック会社から告発があった。早速、FBI（アメリカ連邦捜査局）は捜査に乗り出した。

　この事件が表面化した背景には、告発した側のジェネリック会社（マイラン社）による1年間の隠密裏の調査があった。マイラン社はFDAへ提出した自社のANDAが承認されないうちに後から出された別なジェネリック会社のANDAが早く承認されたことに不審を抱いたという。会社が依頼した私立探偵による調査の結果、不正事実がみつかった。FDAのジェネリック部門の主任審査官がアメリカン・セラピューティック社とバー社の2社から2万3000ドルを収賄した事実が明らかになった。このことが下院小委員会のディンゲル議員に伝えられ、委員会でその不正が追求された。

ＦＢＩが事件を調査するうち、ほかの収賄事件も浮かび上がった。ＡＮＤＡの虚偽記載や審査の不公平、あるいは審査官への不法な贈物、会社幹部による製造法の欺瞞など、ジェネリック薬にまつわる官民両方の著しい腐敗ぶりが暴かれた。さらに、捜査で幾人かのＦＤＡ職員が承認過程で特定の会社に情報を流すとか、あるいは支援するとか、何らかの便宜をはかることで謝礼を受け取っていたことも明らかにされた。また、いくつかの会社は先発薬のデータを自社の生物学的同等性試験（生物学的利用性試験）データと偽ってＦＤＡへ提出していたことも判明した。

結局、収賄側のＦＤＡ審査官３人と贈賄側のジェネリック会社数社の関係者が贈収賄容疑で告発され、この事件の幕が下ろされた。

それ以後しばらくの間、スキャンダルの影響でＡＮＤＡの承認数は激減した。ＦＤＡの統計によれば、事件が発覚した１９８９年度の承認数は２９３であったが、事件後の１９９０年度の実績は73、そして１９９１年度は１４１と、承認数は大幅に減少した。しかし、事件の後遺症も消えてきた１９９３年度は２１５と回復に転じ、その後、通常の２００台の承認ペースへと回復した。

◇１９７０年代頃の日本

〜後れた後発薬承認システム〜

ＦＤＡの汚職事件を書いているうちに日本でも似たようなスキャンダル事件があったことを思い出した。正確な日時は忘れたが、ＦＤＡのスキャンダルよりもずっと前の１９７０年前後の頃だったと思う。当時の厚生省薬務局（現在の厚生労働省医薬食品局）内で起こった不祥事である。確か、薬務局の職員が業者から接待をうけたとか、その会社との間で金銭の授受があったとか。それが確かかどうかわからないが、当時、警察の捜査状況がいろいろと新聞で報道されたことを覚えている。

その頃の医薬品に関する行政システムにはその基盤となる科学的根拠の弱いところがあったことは事実である。スキャンダルはそのような不確実な部分に対してつけ込まれて起きたことは想像に難くない。行政官にも隙があった。

現在の日本の後発薬承認制度は、１９８９年のワックスマン・ハッチ改正法のもとに、特許情報と生物学的同等性試験データを根拠としてジェネリック薬の承認システムが構築された米国を追従してでき上がったものであるが、それより昔、15年以上も前の話としてこんなことがある。国内で製造される後発薬の承認審査を「薬務局製薬課」が担当していた頃である。

特許権を有する先発薬は特許法のもとで、その後発薬の製造や販売から保護される。当時、ほとんどの新規医薬品は欧米の製薬企業からライセンスをうけた日本の製薬会社によって輸入または製造される時代であった。そのため、ライセンスをもたない国内の多くの中小製薬会社は特許期限が過ぎた先発薬のコピー版（後発薬）の製造と販売に経営の的を絞るほかにうつ手はなかった。その時代、日本ではジェネリック薬という言葉はなく、一般に「ゾロ薬」とか「ゾロ製品」と軽蔑が込められた呼び方をされていた。

当時の後発薬の承認申請には、先発薬との生物学的同等性は勿論のこと、特許情報の記載も要求されなかった。そのため、承認された後発薬に対して先発会社による特許侵害訴訟が数多く発生した。日本は医薬品の承認審査において特許問題を考慮しない特許無法国といってよかった。

特許問題は特許庁の所管であるため、薬事法で規定されない特許問題をその承認プロセスにも ち込むことは難しいというのが審査を担当する製薬課の見解であった。しかし、特許権の問題を解決しないで後発薬を申請通りに承認することによって起こる製薬業界の無用な混乱は行政として避けなければならないことは理解した。先発会社と後発会社の訴訟紛争は無駄な費用をかけ、しかも長期間の裁判に頼るため、会社は多大の負担を強いられた。当時、輸入医薬品に限って承認審査を担当する課（薬務局企業課）にいた私は特許の有無を確認しないで後発薬を承認することには国の行政の一貫性の立場から疑問を抱いた。

せめて承認後の特許訴訟など無駄な費用や時間をかけることを避けるため、先発薬の特許侵害はないという、弁理士など専門家の証明書を申請書に含めることを要求すべきではないか――こんな申し入れを製薬課にしたことがある。この意見は国内製造の後発薬に対する審査プロセスには採用されなかったが、後発薬の輸入製造申請書についてはその要件を継続した。しかしながら、特許を侵害しないという弁理士の証明書も金を払えば簡単に出してくれるという話を耳にしたとき、この方策も単に弁理士を儲けさすだけかと、何ともいえない空虚な気持ちになったことを思い出す。

後発薬の生物学的同等性の証明に関しても苦い思い出がある。

時期はやはり、前述の「特許証明」と同じ頃である。当時、製薬会社から提出されるゾロ薬の承認申請書に添付されるデータはそれが承認の科学的根拠になるとはいえないほど遅れたものである。特に、経口剤は服用後の血中濃度の測定データが全くないことが気がかりであった。ゾロ薬は先発薬と同じ有効成分を含むので、その有効性には問題ないという単なる理屈のもとでの承認であった。

この問題についても前述の製薬課と相談した。直ちにヒト試験を要求するには、試験法の確立、製薬業界の態勢、試験を受け入れる臨床機関の問題など多くの検討課題が山積するため、とりあえずの対策として動物による先発薬との血中濃度の比較データを求める方針を出した。実験動物の血中濃度の時間的変化の測定であった。

しかし、いくつかの提出データをみて驚いた。薬剤投与後の血液中の有効成分濃度の時間的推移のグラフは、ゾロ薬と先発薬の血中濃度曲線はわずかな差をもってまるで手でなぞったような平行線を示していた。完全な相似を示し、デスクワークによるのではないかと感覚的に疑われるようなグラフであった。実験で得られた曲線としてはでき過ぎであった。しかし、究明するにも何ら証拠がないためそれを拒否するわけにはいかない。しばらく経ってから血中濃度曲線が手作業でつくられることがあるという業界の噂を耳にした。

前述のＦＤＡスキャンダルでもＡＮＤＡ制度の発足間もない頃にジェネリック薬の生物学的同等性の捏造が指摘されことを考えると、データの改ざんや捏造はいつの時代でも起こり得る不正行為なのかもしれない。ＦＤＡでは、その後、ヒト薬物動態パラメーターの測定による体内生物学的同等性の証明が要求されるようになって、また、ＧＣＰ（臨床試験実施基準）の順守が求められるようになって、デスクワークによるデータ捏造の問題は噂されなくなった。

こんな前近代的な時代に薬害など幾多の安全問題を経験しながらも半世紀以上経た今日、多くの画期的治療薬が登場し、人々はその恩恵をうけるようになる。併せて、医薬品の有害作用に対するきめ細かい防護手段が確立され、また国民の医薬品に対する知識も格段と進歩してきた。私の頃の古い話は過去のある時点の瞬間的な出来事としてしばらくは誰かの記憶に残るが、いつの間にかどこかに消え去るものである。

◇ＦＤＡによるジェネリック薬の品質調査
～ジェネリック会社からサンプル採取～

１９９０年初め、米国内にある17カ所のＦＤＡ試験所で３００人の技術職員が動員され、ジェネリック会社から採取したサンプルの分析が実施された。その結果、力価、溶解度、含量の均一性、製品確認、水分測定、純度などの基準に適合しなかった製品数は全体の約１％に当たる27あった。この不適品の割合は低いのか高いのか、一概に断定することはできないが、当時、ＦＤＡが想像した割合よりも少なかったことは確かなようである。

次いでＦＤＡは、市販される治療範囲の狭い新薬（治療量と毒性量との差が小さい医薬品）の少なくとも３つの異なるバッチで代表される４２９のサンプル分析を実施した。サンプルはブランド会社とジェネリック会社、73社によって製造された２４品目の新薬で、それらは生物学的に同等でない場合、有害反応の発現、または治療的失敗の可能性が高くなる薬であった。結果は5つのサンプル（そのすべてが気管支拡張薬アミノフィリン錠）がＵＳＰ（アメリカ薬局方）規格に不適合であることを示した。しかし、このジェネリック薬の欠陥は健康障害を起こす原因となるほどのものではなかった。ＦＤＡはブランド薬にも同様な欠陥がみられたことから消費者に対して安価な製品を提供するため適宜ジェネリック薬の処方を考慮するよう医師に対して勧告した。

◇犯罪捜査部の新設
～所管製品に関する不正行為の捜査権限をＦＤＡに～

ジェネリック薬スキャンダルによって医薬品に対する消費者の不信がまだ冷めやらぬ１９９１年、ＦＤＡ内に「犯罪捜査部」（ＯＣＩ）が新設された。この組織は議会監視委員会がその設置を主張して創設された。捜査部の任務はＦＤＣ法、連邦不正混入防止法（ＦＡＴＡ）、その他関連法に対する違反を捜査して検事局に告発することである。

ＯＣＩには刑事告発に必要な証拠を体系的に収集するため経験豊富な特別捜査官、それに、捜査分析官、技術機器スペシャリスト、ポリグラフ検査官、コンピュータ捜査に長けた特別科学捜査官など、捜査を支援する多くの資質ある特別捜査官が存在する。

ＯＣＩには、薬物取締局（ＤＥＡ）、移民税関捜査局、シークレットサービス、郵政監察局、連邦捜査局（ＦＢＩ）、国税庁犯罪捜査局など多くの連邦機関から経験豊かな特別捜査官が集まった。捜査官は伝統的な法執行の手法や専門的な接触、そして捜査技術の経験を有し、また、逮捕状や捜査令状の取得と法執行、銃器の携帯、さらに米国刑法の執行に対する証拠収集などに関して、連邦法執行機関の法的権限と能力を与えられる。捜査官はジョージア州グリンコにある連邦法執行センター（ＦＬＥＴＣ）のＯＣＩ特別訓練に参加する。そして、職務遂行能力を強化し、また経歴開発のため計画した分野での教育を継続してうけることが求められる。これらの分野はＦＤＡの食品・医薬品法課程、面接技術、金融犯罪、電子情報捜査、財産没収、法学教育、インターネット捜査、マネージメントとリーダーシップ訓練などを含む。

１９９３年、カンサスシティー、マイアミ、サンディエゴの３ヶ所にＯＣＩ初の出先機関が開設された。また同じ年、シカゴ、ニューヨーク、ワシントンＤＣに事務所が設けられた。現在、６つの駐在事務所と26ヶ所の駐在所が開設され、ＯＣＩはアメリカとプエルトリコ全体を活動範囲にできるまで組織力が拡大した。

最初の出先機関が開設された頃、ＯＣＩは何人かの国内消費者からダイエット・ペプシの中に注射器を発見したとの報告をうけてこの混入事件を調べたことがある。検察局は不正混入の虚偽報告を行う人たちが及ぼす悪影響の重大性を認識して、ＯＣＩの捜査を支援した。その結果、不正混入があったと虚偽の主張をする人たちは逮捕された。最終的に60人以上が不正混入防止法違反で告発された。

食品、処方せん薬とＯＴＣ薬、生物製品、医療機器、化粧品、放射線発生製品など、ＦＤＡが

図１　ORA組織図

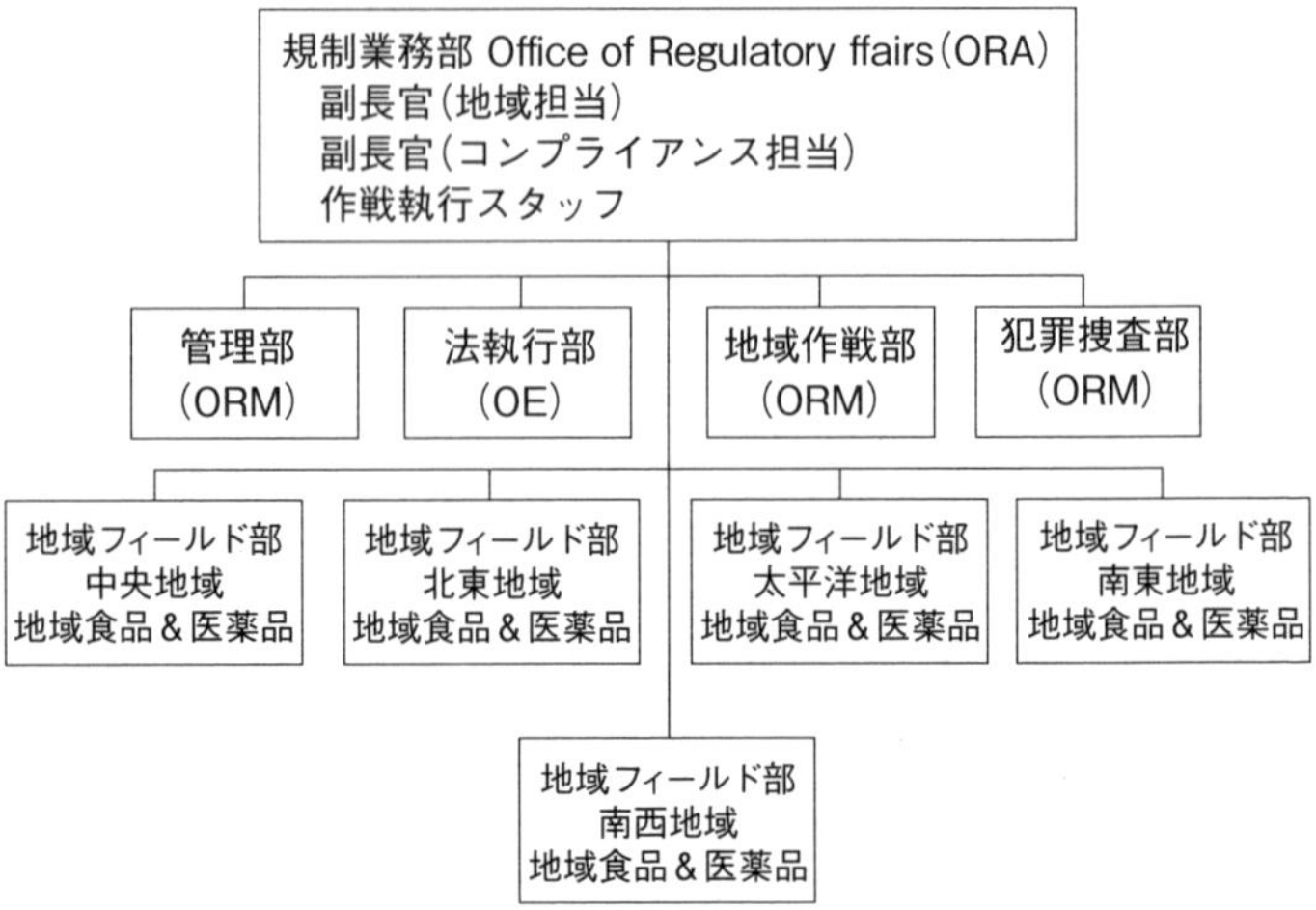

所管する各種製品の安全性と有効性を保証する活動の中で、ＯＣＩはこれら製品に関連する多くの不正行為や犯罪計画を捜査し、検察の協力を得て告発する役目がある。その捜査は偽造薬、未承認薬、合成麻薬などの街頭流通や処方せん薬の組織的な不正流用、あるいは効果のないエイズ、がん、アルツハイマーなど治療薬に関連する詐欺行為、大規模な製品代替の陰謀や臨床研究者の不正、それに有害な医薬品や医療機器に関連する健康詐欺など、広範な犯罪行為にまで及んでいる。

　アメリカでは、犯罪捜査に取り組む行政機関として警察以外にいくつかの捜査機関がある。各州にまたがる犯罪捜査（特にテロ活動や破壊活動の捜査と取り締まり）を手がける映画やテレビなどでお馴染のＦＢＩ（連邦捜査局）、国

図２　OCIの組織図

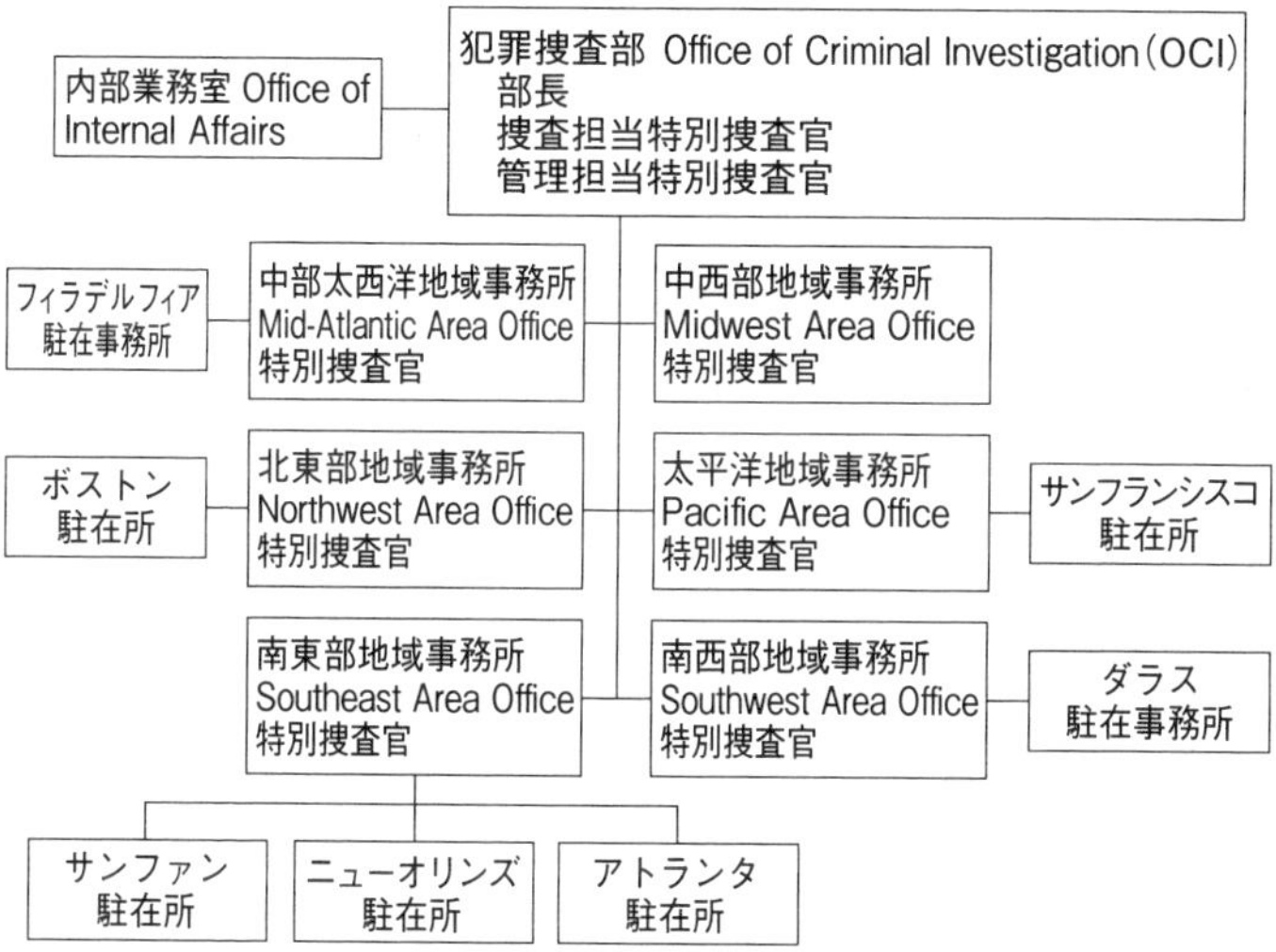

家安全保障に関する情報を収集するCIA（中央情報局）、専門的に麻薬捜査や取締りを手がけるDEA（薬物取締局）、それにアルコール、たばこ、銃、爆発物などの火器を取り締まるATF（アルコール・たばこ・火器取締局）、税関の業務や国境の保安などを担当するCBP（税関・国境取締局）、それに沿岸警備隊（USCG）など、特定分野の不法活動や製品を取り締まる多くの組織が存在する。

　FDAのOCIは「規制業務部」（ORA）に属する組織である。図１はそのORAの組織図、そして図２はOCIの組織図である。

〈日本の消費者製品に関する犯罪捜査〉

　わが国の場合、特定分野の事件を取り締まる行政機関として、国税庁（財務省）、医薬食品局監視指導・麻薬対策課（厚生労働省）、海上保安庁（国土交通省）、公正取引委員会などいくつかの組織が存在するが、消費者製品の不正に関する犯罪捜査はほとんど警察によって行なわれる。日本では犯罪捜査のほとんどは警察が関与するというのが昔から常識となっているが、今日それは非常識である。科学技術の発達、人間行動の多様化など、いろいろな要因によって仕事や日常生活が専門化、細分化されてきたため、警察能力だけでは犯罪を見つけ出し、それを完全に防ぐことができなくなったからである。能力の及ばないことにまで乗り出さなければならない警察への社会的な要求が今日の歪を生んでいる。勿論、一般国民に直接関係する暴力、詐欺、または殺人やテロのような刑事犯罪、あるいは経済犯罪や汚職など犯罪全般にわたって警察が取り締まることには異存ない。しかし、特に専門知識を必要とする極めて限られる分野の犯罪まで取り扱うとなれば、いくら要員を増やしてもきりがない。

近年のように科学が猛烈な勢いで発達する時代に、それに対応する専門知識をもつ捜査機関をつくらないで効率よく犯罪を追及することは困難であろう。日本の警察活動は治安維持や交通取締、それに強盗、殺人、暴力のような凶悪犯罪の捜査で手一杯のようである。警察能力を市民の安全・安心にもっと集中するためにも、専門知識による捜査を必要とする科学技術分野の犯罪に対しては、新たな機関をつくって当たらせた方がよいのではないだろうか。

しばしば警察の捜査ミスが話題になるが、あらゆる犯罪の解決を警察だけに依存することは止めるべきであろう。たとえば、医薬品が関係する犯罪ひとつとっても、捜査によってはその効能や副作用、あるいは化学構造までも調べなければならないかもしれない。捜査官は苦労するだろう。警察官の人数だけ増やせばよいという問題ではない。

厚生労働省医薬食品局には「監視指導・麻薬対策課」が存在する。この課の仕事（所掌事務）は、「不良医薬品等又は不正表示医薬品等の取締りに関すること」、「医薬品等の広告に関すること」、「医薬品等の検査及び検定に関すること」、「薬事監視員に関すること」、「指定薬物の取締りに関すること」、「毒物劇物監視員に関すること」、「麻薬、向精神薬、大麻、あへん及び覚せい剤に関する取締りに関すること」、「麻薬取締官及び麻薬取締員が司法警察員として行う職務に関すること」、「麻薬、向精神薬、大麻、あへん及び覚せい剤に係る国際捜査共助に関すること」、「機構の行なう医薬品等の製造販売業者等への立ち入り検査などに関すること」である。この程度ではＦＤＡのような幅広い犯罪捜査の仕事は無理である。

医薬品の承認にまつわる不正行為は、医薬品の許認可権をもつ行政側とその承認によって利益をうける製薬会社との間の贈収賄事件だけでなく、データのねつ造や虚偽の報告など申請会社による犯罪もある。また、犯罪は承認に関する不正行為だけではない。製薬会社同士の贈収賄もある。会社内の不正行為は判明しても多くは秘密裏に事が収められるともいわれる。私もその昔、おぼろげながらそのようなことを耳にしたことがある。このような犯罪は製品の品質、安全性、効果などに悪影響を及ぼすことも考えられる。

データの改ざん事件では、数年前に報道され、話題になった田辺三菱製薬とその子会社バイファの遺伝子組換え人血清アルブミン製剤（販売名メドウェイ注）の申請データ改ざんや大洋薬品工業（ジェネリック会社）の抗潰瘍薬ガスポート錠（一般名ファモチジン）の規格外製品の製造などの事件がいまだに記憶に残っている。

メドウェイ注は田辺三菱製薬と大阪のある医療機器メーカーが株を所有するバイファという会社が製造する。田辺三菱製薬には、1997年厚生省（現在の厚労省）に提出した新薬承認申請書の承認がなかなか下りないことや、免疫グロブリン製剤に含まれたウィルスによって発生した肝炎被害者への多額の補償問題を抱えていたことなどの事情があった。また、アルブミン製剤の販売に関して、当時、献血による血液原料で独自にアルブミン製剤を製造し、販売していた日本赤十字社との競合問題があり、市場調整の必要性もあったと想像される。そんなことが世間で噂され始めた頃、突然といっていいほどの時間的速さでメドウェイ注は厚労省から承認された。2007年10月のことである。

ガスポート錠の違反事件は有効成分ファモチジンの含量規格の逸脱であったと発表された。会社からは製造工程の不具合と出荷試験用サンプルのミスによるものと説明されたが、製造工程のどういう不具合か、サンプルのミスとは何か、具体的な説明はなかった。医療上の立場が微妙なジェネリック薬の欠陥については、もう少し丁寧な釈明が必要ではなかろうか。

また、２０１１年７月には、ＯＴＣ薬や医薬部外品のＣＭを盛んにアチコチのテレビに流し続けているＫ製薬会社の子会社が医療機器の承認申請書に添付したデータの不法な改ざんで10日間の営業停止をうけたことが報道された。このような犯罪ともいえる法違反が軽い処罰で済むのが日本の医薬品行政の特徴である。

承認申請で要求されるデータを捏造するとか、改ざんすることは重大な犯罪行為である。また、製造工程で規格外の品質を見逃すことは、たとえそれが不注意であったとしても不正行為である。会社の不祥事は主として内部的な告発によって明らかになることが多いという。不正行為がこのような手段によって公になるような会社は社員の不満、たとえば人事とか、処遇とか、何らかの問題が隠れて存在すると指摘される。

会社の不正行為は、製品の許認可権をもつ関係行政機関への投書によって暴かれることが多いといわれる。調査によってその事実が明らかになれば、法律に定める罰則規定に従って営業停止など法律で定める行政措置がとられる。これまでとられてきた行政措置ではあまり重い例はみうけられない。医薬品の場合、よほど重大な犯罪性がない限り司法機関への告発は避ける傾向がうかがえる。報道によれば、メドウェイ注のデータ改ざん問題は表に出る前に会社の上層部がすでに知っていたという。それがなぜ外部に発覚したかは明らかにされない。動機のわからないまま蓋をしたようで、どうもすっきりしない事件である。結局、製造会社バイファは４月14日から５月13日まで30日間の製造停止、田辺三菱製薬は４月17日から５月11日まで25日間の医薬品製造販売業の停止という簡単な行政措置で終わった。

この例をみても、製薬会社の不正行為に対して、個人の責任追及は曖昧であることがわかる。医薬品行政に影響を与える会社の不正行為に対して営業や製造の停止という罰は必要かもしれないが、その質によってはさらに経営者の責任を問うこともなければならない。また、刑事告発や承認申請行為に対する締め出し（一定期間または永久的な申請行為からの徐外）など、厳しい措置も必要ではなかろうか。

民間会社間の取引もときどき起こる不正行為を耳にしたことがある。A社の仕入部門とB社の納入部門との個人的関係に由来する贈収賄はその典型である。

「あの会社の購買部長は平気で金銭を要求する」

「あの会社の役員は○○社の△△部長とよく飲み歩いたり、一緒に外国に行ったりしているようだ」

こそこそとそんな内緒話が飛び交うこともあるそうだ。

いくつかの会社を渡り歩いていた人が偶然にも雇われ社長となる。酒が好きで毎日のように誰かと一緒に夜の街を飲み歩く。外国へも何か用事をつくってはしばしば出かける。いつの世にもこんな部類の人間はいるものだ。

「会社の儲けになるなら多少の逸脱行為は仕方ない」

こんなことをつぶやいた会社のトップ（オーナー）もいる。情けないことにいまでもこんな経営者がいる。

繰り返すが、医薬品や医療機器のように国民の健康維持に重要な製品をめぐって多発する不正行為や犯罪の根絶を警察能力だけに依存することは無理である。医薬品の製造、流通、品質、それに安全性や有効性を適正に維持して、不正行為を未然に防ぐことは行政機関の重要な仕事である。そのため、必要であれば監督官庁は範囲が限られるとしても司法捜査権をもつべきである。

医薬品や医療機器など健康を維持するため必要不可欠な製品に関連する不正行為に対しては犯罪としての刑事告発を含む対応も考えなければならないときがきている。それはジェネリック薬の信頼性を高める上でも重要な要素であるといえる。

◇ＯＣＩの活動
～捜査対象とその事例～

ＯＣＩの捜査は主として次のような容疑に対して活動する。

・偽造または未承認の医薬品や医療機器の製造と販売
・承認薬の未承認適応に対する販促
・医療詐欺
・新薬申請書の不正行為
・臨床研究の不正行為
・製品の代替使用
・証拠の改ざん
・危険な血液供給
・不良食品や不正表示食品
・インターネット詐欺
・未承認の医薬品や医療機器の輸入
・製造目的とは異なる目的で販売される不法な転用医薬品等（たとえばサンプルを盗み、それを養護施設に販売する）

過去、ＯＣＩが捜査した犯罪のタイプには次のような事例がある。
・偽造医薬品：２００５年初め、ＯＣＩは偽造医薬品捜査の結果、コスタリカで製造されたリピトールやその他の医薬品の偽造薬を販売するため、４２００万ドルの共同謀議に関与した会社３社と24人の個人を起訴した。17人が有罪となった。

・医療詐欺：ＯＣＩは他機関と協力してメディケア、メディケイド、その他の医療プロバイダーに対して前立腺癌治療薬の過剰請求を行った大規模の共同謀議を暴いた。会社は国および州に対して罰金や賠償金として２億９１００万ドル以上を支払った。

・セロスチムの不法計画：ＯＣＩ特別捜査官はエイズ治療薬セロスチム（ソマトロピン注）を販売するため医師の買収や、そのほかの不法手段を用いて医療詐欺を働く謀議を暴いた。会社は財務省に刑事罰金と賠償金７億４００万ドルを支払った。

・オキシコンチンの不法販促：大手製薬会社と３人の幹部は、強力な鎮痛薬オキシコンチン（塩酸オキシコドン）を虚偽の表示で不法に販促、販売したことで有罪判決をうけた。会社は６億ドルを上回る罰金と賠償金を支払った。

・不正表示薬：２００６年４月12日、２人の男性が不正表示医薬品を州際流通に導入したことに対して有罪を認め、インディアナ州南部地区連邦裁判所で77ヶ月間の禁固刑の判決をうけた。被告は咳止め薬のデキストロメトルファンを自分のウェブサイトを通じてインターネット販売した。この捜査は２００５年、５歳の子供がウエブサイトからデキストロメトルファンを注文し、服用後死亡したことが引き金であった。

・臨床研究者の不正行為：ＯＣＩと退役軍人局監察官による捜査で、退役軍人局の医師が医薬品の臨床研究の証拠書類を偽って研究プロトコールに資格のない患者を無謀に登録させたことで有罪判決をうけた。医師の犯罪的過失は血液化学分析の結果を偽って記録し、1人の患者を死に至らしめたことである。この医師は起訴され、71ヶ月の連邦禁固刑の判決をうけた。

・食品汚染：冷蔵保存流通会社の社長が有罪判決で1年の連邦禁固刑を宣告された。会社は冷蔵保存施設のアンモニア漏洩によって汚染された食品を再び箱詰し、ラベルを貼り直した。それに対して会社は数十万ドルの賠償金を支払った。汚染食品はイリノイ州の小学校に配られたため、43人の学生とスタッフは入院する破目になった。

・不法医薬品の転用：２００６年、フロリダ州の医薬品卸売販売権の所有者と経営者の親子がそれぞれ18年と25年の禁固刑の判決をうけた。また、彼らはエイズ、癌、血友病、あるいはその他の病気の治療に用いられる薬剤を購入し、それを何百万ドルという金額で販売する不法転用の共同謀議に関与した。これに対して２７００万ドルを上回る賠償金の支払を命じられた。この共謀によってメディケイドとメディケアから４５００万ドル以上が詐取された。

・欠陥外科用器具：ＯＣＩ捜査官は18人の患者の眼に障害を起こし、その1人で片目を失明させた外科用滅菌器具を不正に販売した2人の会社幹部に対する有罪判決の確定に寄与した。

・無許可のインフルエンザワクチン：２００５年、ＯＣＩ捜査官は偽造のインフルエンザワクチンを投与したテキサス州人を逮捕した。また、捜査官は外国の無許可ワクチンを病院へ販売しようとした密輸業者に対して有罪判決をもたらした。
ＯＣＩは民事訴訟にも関与する。その多くは刑事訴訟と連結している。その結果、莫大な和解金が生まれる。たとえば、ＯＣＩが公表したＧＳＫ（グラクソスミスクライン）の子会社の事犯では、会社は２０１１年10月に刑事責任を認め、１億５０００万ドルの罰金と賠償金を支払うことに合意した。また、その民事訴訟でＧＳＫはメディケアやその他医療プログラムに対する不法請求として連邦と州に６億ドル以上を支払うことに同意した。

次に、ＯＣＩが関与した過去のいくつかの犯罪事例を紹介する。

詐欺を容認し、会社を崩壊し、破産させたジェネリック会社の経営者ら４人

２００７年３月８日、連邦検事局（ニュージャージー地区）はニュージャージー州のジェネリック会社エイブル・ラボラトリーの品質部担当の前副社長と３人の監督化学者が試験データの広範な改ざんと誤魔化しに関して共同謀議の罪状を認めたことを発表した。この会社は２００５年倒産したが、その時点で従業員は約５００人であった。エイブル社は重症の心臓病や精神病に適応する多くのジェネリック薬を製造していた。

会社の品質保証管理業務担当の副社長は安全性に対する保証の欺瞞、それに不正表示と不良医薬品の流通に関与した。他の３人のうち１人は品質管理部の試験管理者であり、１人は品質管理部のグループリーダーで監督者と管理者補佐を兼ね、そしてもう1人は品質管理部のグループリーダーと監督者を兼任していた。これら3人は試験の誤魔化しや、不正表示と不良薬の流通に関与した。

このような罪状に対して科せられた罰則は最大5年間の連邦刑務所への収容と最高25万ドルの罰金である。この犯罪はFDA（ワシントン）の特別捜査官によって捜査された。

大塚製薬、「アビリファイ」のオフ・ラベル（適応外使用）販売で400万ドルの和解金

アメリカ司法省は2008年3月27日、日本の大塚製薬のアメリカ子会社である大塚アメリカ製薬が抗精神病薬のアビリファイ（アリピプラゾール）のオフ・ラベル販売に対する申し立てに対して和解金として400万ドル以上を支払うことに合意したと発表した。アビリファイは大塚製薬によって開発され、ブリストル・マイヤーズスクイブ（BMS）と共同販売されている製品である。

FDAは成人の統合失調症と双極性障害の治療に対してアビリファイを承認したが、高齢患者の認知症関連精神病治療に対して安全かつ有効であるとは判断しなかった。そのため、FDAは認知症関連精神病の治療に用いることに関して黒枠警告をアビリファイの包装に表示することを義務づけた。次いで、FDAは最近、13～17歳の未成年の統合失調症と10～17歳の小児患者の双極性障害に関連する急性躁病または混合症状の治療に対して承認した。

和解は２００２年から２００５年にかけて大塚製薬が小児使用と認知症の治療に対してアビリファイの販売と使用を意図的に推進したという米国政府の主張に対応したものである。大塚製薬は営業担当者を小児精神科医やその他の小児専門医へ訪問させ、これらの医師や供給者に小児患者へのアビリファイの処方を依頼したとの申し立てをうけた。また、大塚製薬の学術担当者（ＭＲ）は介護施設専門の特殊医療販売チームにも参加した。そこでは認知症関連精神病が統合失調症や双極性障害よりも遥かに多く、販売利益が大きいこともあって販売チームは認知症関連精神病の治療に対してアビリファイのオフ・ラベル販促を行なった。

この事件はＨＨＳ（保健福祉省）監察部、ＦＢＩ、それにＯＣＩによる捜査をうけた。

GSK、プエルトリコ工場の製造欠陥で7億5000万ドルの支払

２０１０年10月26日のアメリカ司法省の発表によれば、グラクソスミス・クライン（ＧＳＫ）の子会社ＳＢファーマコ・プエルトリコはＧＳＫのプエルトリコ製造工場（閉鎖）でつくられた特定の不良医薬品の製造と流通に関連した変更を行ったことに対する罪状を認めた。罰金１億５０００万ドル、それに虚偽請求取締法のもとでの民事和解で６億ドルの判決が出された。

２００１年から２００５年までの間、工場で製造された薬は制吐薬キトリル、局所用抗菌軟膏バクトロバン、抗うつ薬パクシルＣＲ，それに２型糖尿病配合薬アバンダメトである。発表によれば、申し立てはキトリルとバクトロバンの最終製品が製造工程で微生物に汚染されていないとの保証ができなかったこと、パクシルＣＲの２層錠が割れること、アバンダメト錠の活性成分が必ずしもＦＤＡ承認通りの混合でなかったこと、会社の工場では長年にわたってあるタイプの力価の錠剤と別なタイプの力価の錠剤とが同じビンの中に混じり合っているというような製品混同が起きていたことであった。

この事件の捜査にはＯＣＩの特別捜査官も関与した。

ノバルティスのオフ・ラベル販売で２億３７５０万ドルの支払い

２０１１年1月28日、ノバルティス社は抗てんかん薬のトリレプタール（一般名オキシカルバゼピン）のオフ・ラベル販売に対する判決を正式に言い渡された。会社は２０１０年11月２日、連邦地裁でこの犯罪情報の罪状を認めた。司法取引により会社はＦＤＡが未承認の適応に対してトリレプタールの不法販売と販促を行ったとして1億８５００万ドルの刑事罰金と科料の支払いが命じられた。

ＦＤＡはてんかん患者の治療に対してトリレプタールを承認したが、ノバルティス社はその薬のオフ・ラベル（神経障害痛、双極性疾患など）の販促用資材をつくった。、会社はこれら両方の適応に対する治療薬としてトリレプタールを販促することを決め、通常その薬を処方しない医師への訪問にその販売力を向けた。情報によれば、会社はトリレプタールのこの不正表示とオフ・ラベル販促により何億ドルもの利益を得た。

別な民事和解交渉で、会社は連邦虚偽請求取締法の申し立てに対して、メディケア、メディケイド、トリケア、連邦被雇用者医療サービス計画など国と参加の州に対して2億3750万ドルと利息とを支払うことに同意した。この和解金のうち州のメディケイド計画とワシントンＤＣが8825万8694ドルを占めた。

この事犯はＯＣＩ、ＨＨＳ監察部、郵政監察局などによって捜査された。

製薬会社の前会長兼最高責任者による不正表示

2011年3月10日、セントルイスのＫＶファーマシューティカルズの前会長兼最高責任者が2つの不正表示医薬品に関する容疑で有罪を認めた。判決は1ヶ月の懲役と100万ドルの罰金である。それと司法取引によって国に対して90万ドルの科料を支払うことが要求された。

ＫＶ社は鎮痛薬の硫酸モルヒネやオピエートなど各種のジェネリック薬を製造している会社であるが、前会長主導のもと2006年から2008年に、これらの医薬品生産量を高める決定を行なった。その間医薬品生産量は約182％伸びたものの、会社の内部製造管理部門は何回も大き過ぎる錠剤や歪な形の錠剤を発見していた。実際、ＫＶ社には製品中にそのような不揃いの形の錠剤が入っていたという消費者からの苦情も寄せられた。

2008年夏、ＫＶ社は2つの過大なサイズのモルヒネ錠をサンフランシスコとカナダの小売業者に出荷した。錠剤が大きくなれば、製品表示よりも量の多い活性成分を含むことになる。そしてこのような場合、表示は虚偽でかつ誤解を招く不正表示となる。サンフランシスコの錠剤はモルヒネ含量が表示量の2倍、カナダの錠剤は65％多かった。ＫＶ社は２００８年5月、安全性評価を実施し、過大のモルヒネ錠が過量投与、呼吸抑制、混迷、こん睡、それに死亡など、その可能性を含めて患者に不安を与えると結論した。

２００９年以降、ＫＶ社は連邦裁判所で起こされた民事同意判決のもとにあって、モルヒネ錠を製造していなかった。前会長はＫＶ社がメディケアおよびメディケイドへの参加を除外されてからその職を辞した。

ＫＶ社の子会社エセックス社は同じ捜査において、規格に合わないプロパフェノンとデキストロアンフェタミン硫酸塩の過大錠に関連する製造問題に関してＦＤＡの2つのフィールド警告に申し立てすることなく重罪訴因に対する有罪を認めた。裁判所はエセックス社に対して最高罰金２３４０万７３８２ドルの判決を下した。また、２００８年にメディケアとメディケイド両方の医療保険の受益者によって消費されたＫＶ社の薬剤に対する費用については、メディケアへ１７６万２３６８ドル、メディケイドへ５５７万３０００ドルを返還するようＫＶ社に命じた。エセックス社も１７９万６１７１ドルが没収された。

この事件は郵政監察局とＦＢＩの協力を得てＯＣＩが捜査した。

バイアグラ模造品の販売計画

Ｓ被告との司法取引によれば、彼はＫ被告と共謀して２００９年11月から２０１０年２月にかけてクレイグスサイトへの記載、Ｅメール、それに電話などを通じて模造のバイアグラ商標を貼った錠剤の不正取引を行った。Ｋ被告は製品を宣伝し、販売を行い、そして出荷を担当した。売上の支払は銀行を通じてＳ被告に送られた。

Ｋ被告との司法取引によれば、２０１０年２月、ファイザー社の調査員がアメリカ郵政監察局に連絡してＫ被告と確認される販売者からクレイグスリストを通じてバイアグラを秘密裏に購入したことを報告した。２００９年12月、ファイザーの秘密調査員はＫ被告の指示によってＳ被告に製品代金を送付した。

２０１１年１月６日捜査令状によって、Ｋ被告から４万５６８４錠の模造バイアグラと、多数の個人に対して模造バイアグラを販売して８４２５ドルの利益を得たことを示す電子記録が押収された。

Ｓ被告は最高で５年の禁固刑と25万ドルの罰金に処せられる。Ｋ被告は模造バイアグラ錠の不正取引に対して罪状を認め、２年の執行猶予の判決が下され、また、８４２５ドルの賠償金の支払を命じられた。

この事件は郵政監察局調査官とＯＣＩ特別捜査官による捜査であった。

◇OCI捜査に関する統計
～2007年度から3年間の有罪判決件数は年平均360～

　OCIの最近の発表によれば、捜査官は毎年、約1200件の犯罪捜査に携わり、逮捕件数は約300から400を超える。OCIはその創設の1993年から2010年11月までに5072人を逮捕し、そのうち4748人が有罪判決をうけた。罰金と賠償額は110億ドルを超える。

　OCIが発表した犯罪摘発件数は2009年で44件、2010年で49件、そして2011年の上半期では60件に達する。犯罪数は減るどころか増加の一途とみられる。そのためかどうかわからないが、OCIはFDAによって規制される製品関連の犯罪が疑われる活動について、インターネットを利用して報告を寄せてくれることを国民に期待する。

　表1は2007～2009年度の過去3年間におけるOCIを含むFDAの規制活動件数を分類別に示した表である。また、図3は2003年度から2008年度までの6年間のOCI捜査による逮捕件数とその有罪罪判決件数である。

　図3からは、OCIの関与した犯罪で裁判所の有罪判決をうけた件数は毎年、上昇し、5年間で約80％増加したことがわかる。そのため、刑事および民事で判決や和解で支払われる罰金や賠償金の総額も増える傾向にある。このような犯罪数の増加は何を意味するのだろうか。

表1　2007～2009年度におけるFDAの規制活動件数

	2007年度	2008年度	2009年度
押収	6	8	6
差し止め命令	12	5	11
有罪判決(OCI)	344	369	370
警告書	471	445	474
回収	5,585	2,721	2,781
FDA483様式交付*	5,100	4,987	5,759
査察	15,581	15,245	15,954
輸入拒絶	49,988	17,907	28,622
罰金/賠償金	$ 1,920,000,000	$ 846,591,080	$ 3,880,000,000

(注)　*FDA483様式交付（FDA483s Issued）は製造業者に対する調査で調査官が好ましくない状態を観察するとき交付するFDAの様式（フォーム）である。この様式を交付するとき、調査官はあらゆる合理的な努力を払い、観察する品質に関する所見を論議することが期待される。

図3　OCI 捜査による逮捕と有罪判決件数の推移

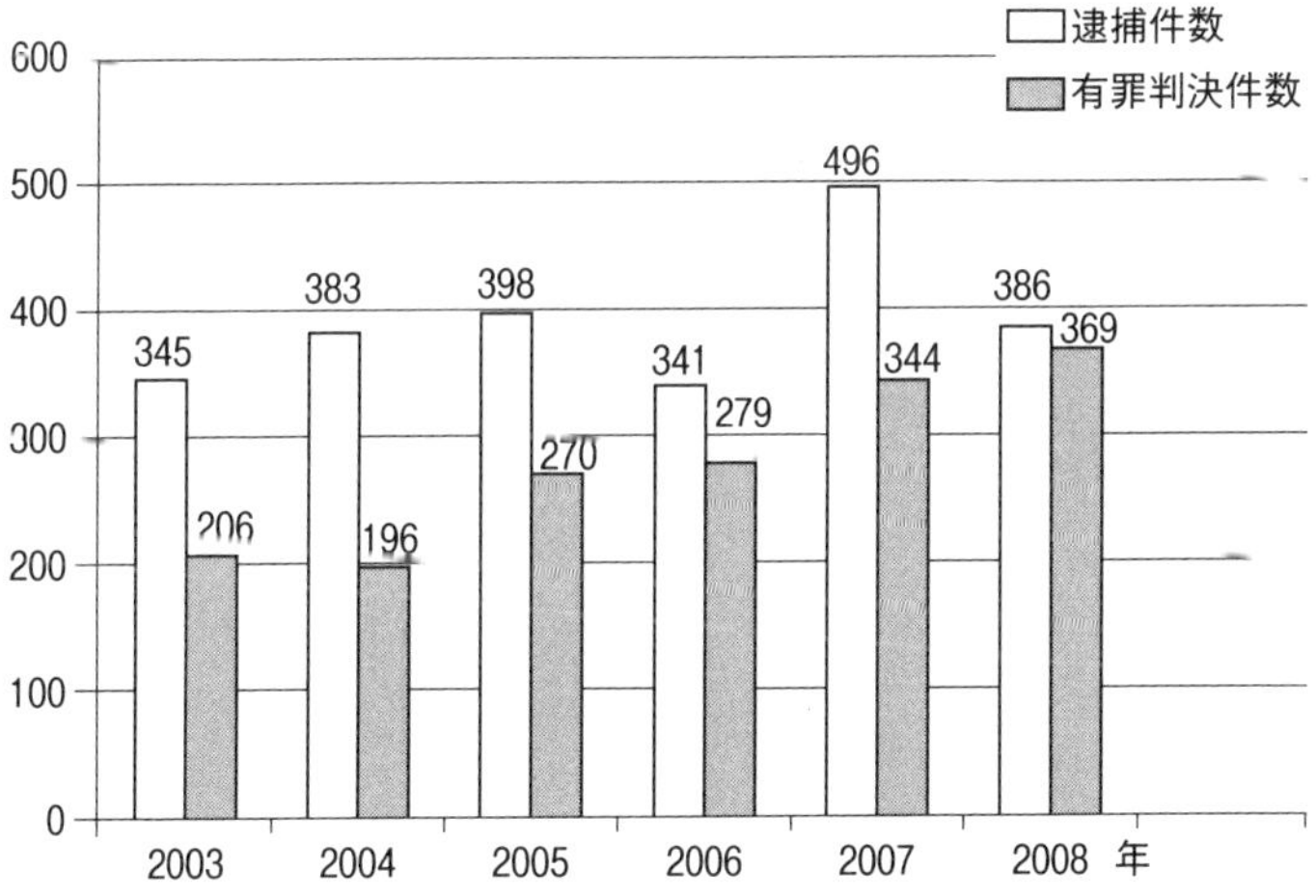

逮捕件数は2007年度の急激な伸びを除いて、340から400までの間（平均して370件）であるが、逮捕件数に占める有罪判決数の割合は次第に高くなっている。2008年度は96%と最も高い率を示している。

◇ジェネリック薬取締法の成立
～違反者の強制的な締め出し～

ジェネリック会社がFDAから特別早い承認を得るため、あるいは審査で有利な判断を得るため、審査官に対して不法な金銭を提供するとか、申請書に含めることが要求される情報やデータをねつ造したり偽ったりするとかの不正行為が1989年発覚したことはすでに述べた。スキャンダルに対する米国の反応は素早いが、1991年議会に提出された「食品化粧品医療機器改正法」は成立しなかった。しかし、1992年、FDC法の改正法「ジェネリック薬取締法」が議会を通過、成立した。FDAに、所管製品に関する犯罪捜査部門（OCI）が新設された翌年のことである。

「ジェネリック薬取締法」はANDAに関連する不法行為に対して、関係する会社や人を行政的に除外する（締め出す）ことや、罰金を課すことを目的とする。FDC法306条「除外、承認の一時的拒絶および差し止め」では、（a）、（b）（1）、（b）（2）の各項で「強制除外」（Mandatory Debarment）と「任意除外」（Permissive Debarment）を定める。

法律のもとにＦＤＡは、ＡＮＤＡの作成または承認に関して不法行為を行ない連邦重罪判決をうけた会社、組合および団体を申請者から除外し、個人を業界から除外する（強制除外）。強制除外となった者は、どのような職種においても業界で働くことを永久に禁止されるとともに、最高25万ドルの罰金が科される。また、このようなＡＮＤＡに関して連邦重罪に問われた会社は１００万ドルの罰金を科されたうえ、1～10年間、申請書の提出を禁止される。ＦＤＡによってとられたこのような強制除外措置は２０１０年度で13件、２０１１年度で16件であった。

ジェネリック薬取締法は、強制除外のほかに次のような権限をＦＤＡに与える。

・民事罰：強制除外規定の違反に対する罰金に加えて、ジェネリック薬申請書に関する贈収賄、虚偽記載、その他不正行為に対して最高1万ドルの罰金を会社に課すことができる。

・個人の任意除外：ＦＤＡは医薬品の規制関連で強制除外を要求しない特定犯罪に対して有罪判決をうけた個人について最高5年の除外が選択できる。この権限は１９９７年、血液記録の虚偽記載で有罪判決をうけた血液製剤工場長の除外に対して初めて用いられた。

・会社の徐外：会社も強制または任意除外の対象となる。ジェネリック薬申請書の作成や承認に関する特定の犯罪に対して、ＡＮＤＡの提出を禁止されることがある。このような会社に対する除外は最高10年で、犯罪の重大性やその他の要素によって除外期間が異なる。また、会社が除外期間中に2回目の有罪判決をうけると、永久除外となる可能性がある。

・流通差し止め：ＦＤＡは医薬品の安全性と有効性に影響を与える特定の行為に対して会社を捜査中にその会社の医薬品の一部または全部の販売を停止することができる。

・承認の一時拒絶：ＦＤＡは医薬品の申請書に関する不正行為（たとえば贈収賄または虚偽の陳述）に対して会社が能動的な犯罪捜査をうけている場合、ＡＮＤＡの承認を保留することができる。

・承認の取消：すでに承認されたジェネリック薬について、ＦＤＡは会社が承認を得るため贈収賄または詐欺を行なった場合、あるいはその薬を適切につくることができない場合、承認を取り消すことができる。

第2章　ジェネリック薬の発展

～ジェネリック経済と戦略～

ジェネリック薬のグローバルな発展はこれからの医薬品経済に大きな影響を及ぼすようになることは間違いない。世界的な傾向となっている画期的新薬開発の停滞は、製薬企業の経済的発展の方向を否応なくジェネリック製品に向けさせることになる。

◇世界のジェネリック会社

～テバを筆頭に10社が10億ドルを超える～

世界的に活動して年間販売額が10億ドルを超えるジェネリック会社は１６０億ドル以上のテバ（イスラエル）を筆頭に10社よりも多いと思われる。わが国では、その中に入るジェネリック会社はない。表２は世界的に知られるジェネリック会社の国籍と収入額（２０１０年）を著者なりにまとめたものである。これらの会社には、テバのように国際的な買収を繰り返して膨れた会社もあれば、サンドのようにブランド会社のジェネリック部門として国際的に活動する会社もある。

米国ジェネリック医薬品協会（GPhA）の年次報告書によれば、世界の医薬品市場は7273億ドル（2009年）と推定される。そのうち米国市場が2957億ドル（40・7％）、次いで日本774億ドル（10・6％）、フランス392億ドル（5・4％）、ドイツ389億ドル（5・3％）と続く。

米国、カナダ、フランス、ドイツ、イタリア、スペイン、英国および日本の上位8ヶ国におけるブランド薬とジェネリック薬の販売額を比較したグラフが図4である。

また、米国におけるブランド薬とジェネリック薬の販売額を示したグラフが図5である。

〔注〕米国ジェネリック医薬品協会（Generic Pharmaceutical Association：GPhA）は、2001年、「ジェネリック製薬工業協会」、「アメリカ薬品製造協会」、それに「アメリカ製薬連合」の3つの工業団体が合併してできた団体である。60社以上のジェネリック会社が加盟している。

米国において年間発行されるジェネリック薬処方せんは約26億枚（2009年）である。その中でもっとも処方の割合が多いのはテバ製品で21・7％を占める。以下マイラン13・1％、ワトソン7・2％、サンド6・9％、グリーンストン（ファイザー）4・2％、アポテックス3・9％と続く。

表２　世界の主なジェネリック会社とその収入額[1]

会社名	国籍	収入額（億ドル）	備考
テバ[2]	イスラエル	161	
マイラン	アメリカ	145	
サンド	スイス	85	ノバルティスの子会社
ワトソン	アメリカ	35.7	2006年 Andrxを買収
ペリゴ	アメリカ	27.5	
アクタビス　グループ[3]	スイス	20	2006年
アルタナ・ファーマ	ドイツ	15.3	
ランバクシー	インド	11.7	2008年 第一三共が買収
アポテックス・グループ	カナダ	10>	
パー・ファーマシューティカルズ		10	2011年度
オーロビンド・ファーマ	インド	8.8	
カディラ・ヘルスケア[4] ザイダス　グループ	インド アメリカ	7.8	
タロ・ファーマシューティカルズ[5]	イスラエル	3.9	
オーキッド・ケミカルズ＆ファーマシューティカルズ	インド	3.4	
ランネット	アメリカ	1.2	2009年

（注）１）ウイキペディアや会社のホームページなどから引用した額である。

２）テバ社（Teva Pharmaceutical Industries Ltd）は1901年イスラエルで創設されたジェネリック会社で世界の会社を買収しながら販売額を伸ばし、世界第１位のジェネリック会社となった。最近では、2008年12月、75億ドルでバー社（アメリカ）、2010年３月、50億ドルでレイシオファーム社（ドイツ）、2011年５月、68億ドルでセファロン社（アメリカ）、そして2011年７月、９億3400万ドルで大洋薬品工業（日本）の買収がある。

３）2011年５月、本社をアイスランドからスイスに移動。収入額は2007年以降非公開。

４）ザイダス・カディラ・グループと称し、インドはカディラ・ヘルスケア、その他の国の会社はザイダスグループと呼んでいる。

５）2011年10月、サンファームズ（インド）から買収提案をうける。

図４　８ヵ国におけるブランド薬とジェネリック薬の販売額（億円）

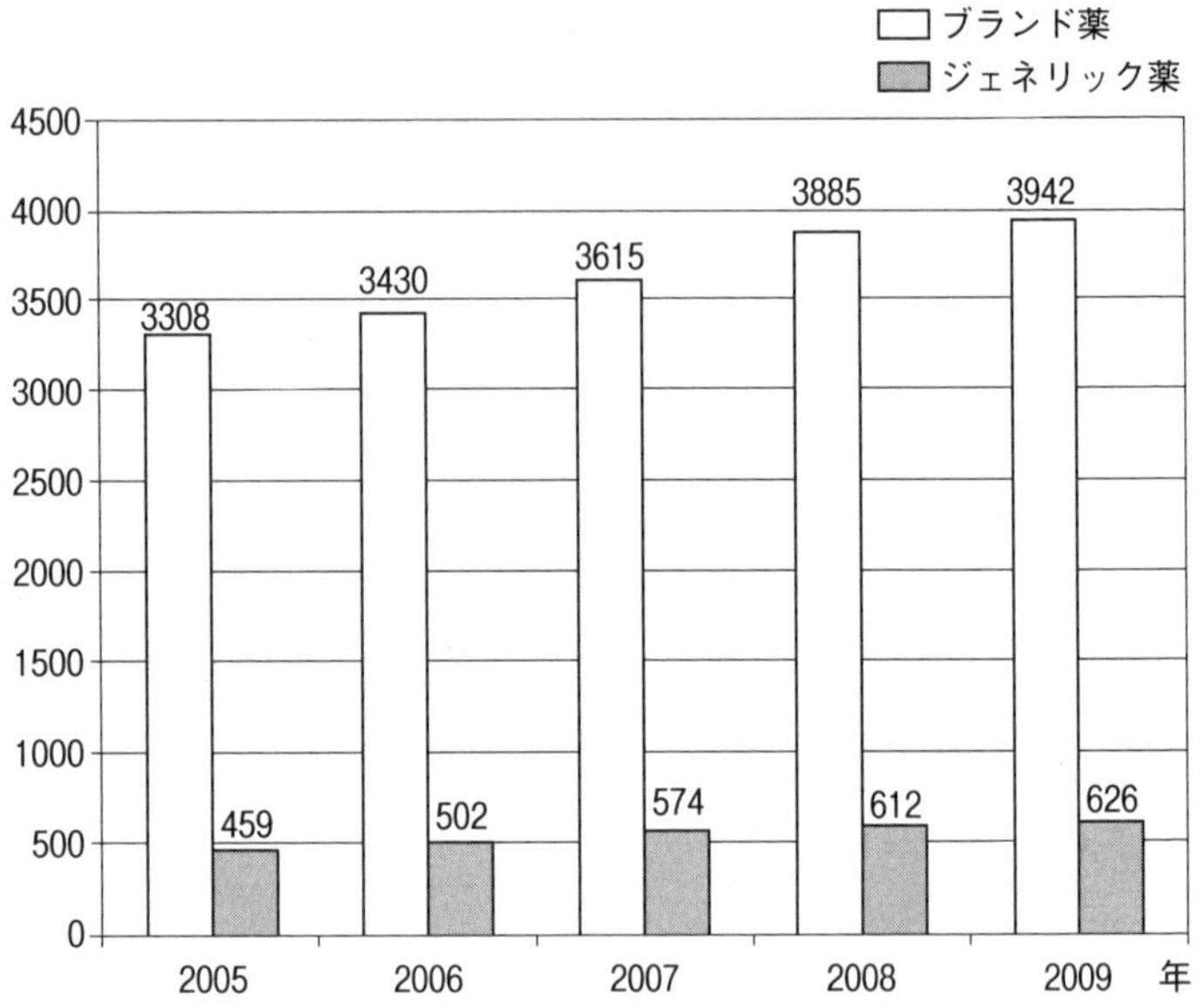

２００５年から２００９年までの５年間の販売額の伸びは、ブランド薬が３０２億ドル（15％）、ジェネリック薬が２１４億ドル（46％）で、ジェネリック薬はブランド薬に比べて大幅な伸び率を示している。２０１０年は特許切れの新薬が多く出たといわれるが、これからも特許切れの新薬が増えること、大型新薬の開発数が減少するであろうことなど考えると、ジェネリック薬の販売競争は一段と激しくなることが予想される。

表３は全処方せんに対するジェネリック薬処方せんの比率の年次別推移である。この表から毎年、ジェネリック会社が独自で製造販売するジェネリック薬（通常のジェネリック薬で「アンブラン

図５　米国におけるブランド薬とジェネリック薬の販売額（億円）

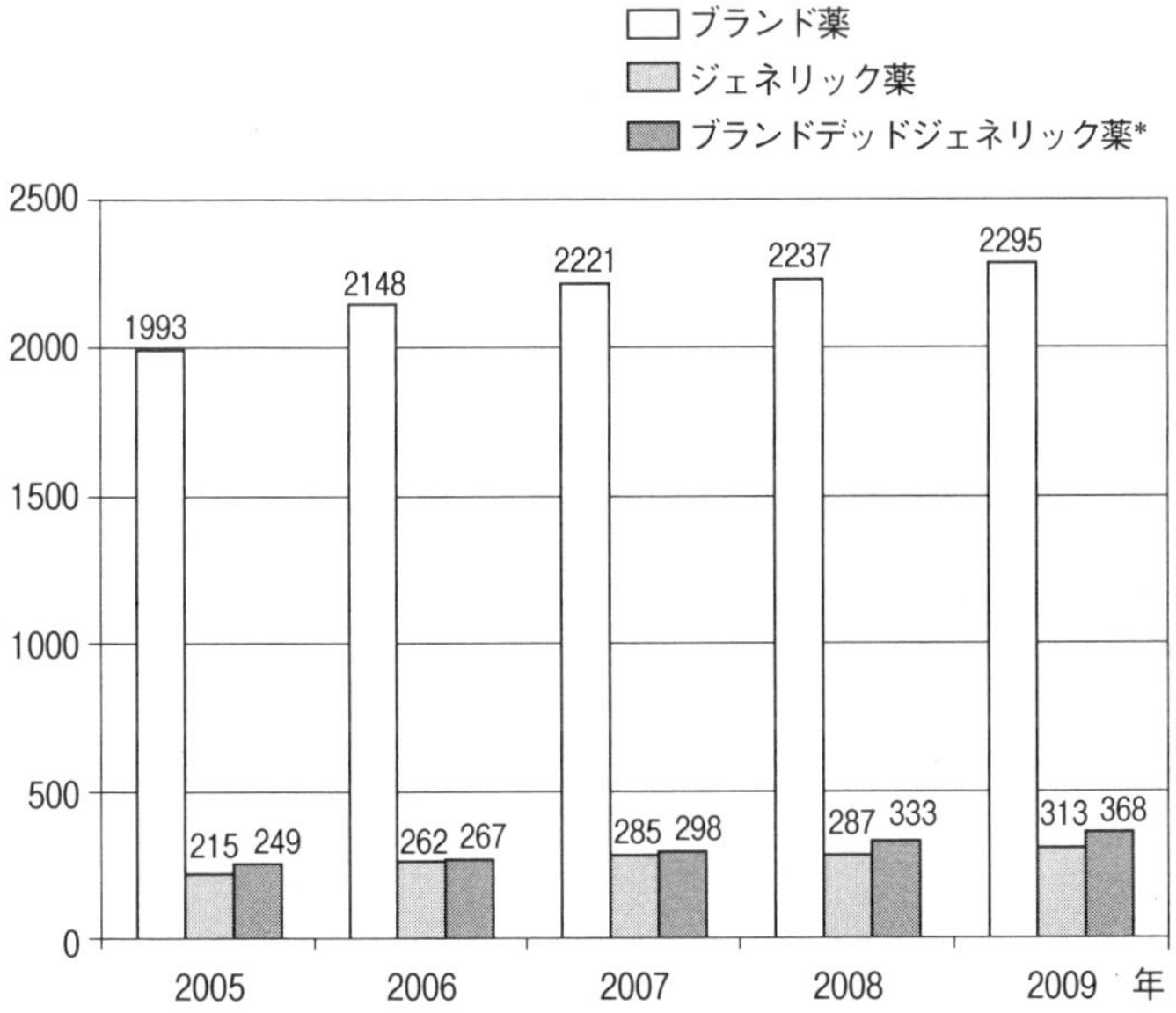

（注）　*ブランデッドジェネリック薬（Branded Generic）とはジェネリック会社がブランド会社からブランド薬を引き継ぎ、そのブランド名で製造販売する医薬品

デッド・ジェネリック薬」Unbranded Genericsと呼ばれることもある）の処方比率が伸びていることがわかる。その反面、ブランデッド・ジェネリック薬（ジェネリック会社がブランド会社からブランド薬を継承して同じブランド名で販売する医薬品）の処方比率は次第に落ちている。表には記載していないが、２０１０年の独自ジェネリック薬の処方比率は69％で、前年から３・４ポイント上昇した。

２００９年のジェネリック薬の処方トップ20は次の通りである。

表3　全処方せんに対するジェネリック処方せん比率

暦年	処方せん比率(%)		
	ブランデッド・ジェネリック*	アンブランデッド・ジェネリック**	ブランド
2004年	10.5	45.1	43.4
2005	9.8	50.3	39.9
2006	9.2	54.2	36.6
2007	9.3	58.0	32.6
2008	8.9	62.9	28.2
2009	8.6	65.6	25.8

(注)　＊図5を参照のこと。通常、ジェネリック薬に分類される。
＊＊会社が独自で製造し、一般名称で販売するジェネリック製品。

①　ヒドロコデイン／アセトアミノフェン（鎮痛薬）
②　レボチロキシン（甲状腺ホルモン）
③　シムバスタチン（高脂血症薬）
④　リシノプリル（高血圧薬）
⑤　アモキシシリン（抗菌薬）
⑥　メトプロロール（高血圧薬）
⑦　アジスロマイシン（抗菌薬）
⑧　アルブテロール（気管支拡張薬）
⑨　メトフォルミン（糖尿病薬）
⑩　アトルバスタチン（高脂血症薬）
⑪　アムロジピン（高血圧治療薬）
⑫　ヒドロクロロチアジド（利尿薬）
⑬　アルプラゾラム（抗不安薬）
⑭　オメプラゾール（消化性潰瘍薬）
⑮　フロセミド（利尿薬）
⑯　ゾルピデム（睡眠導入薬）

⑰　アテノロール（高血圧薬）
⑱　オキシコドン／アセトアミノフェン（鎮痛薬）
⑲　ワーファリンナトリウム（抗凝固薬）
⑳　ポタシウム（カリウム剤）

米国の平均小売価格（２００７年）はブランド薬が１１９・５１ドル、ジェネリック薬が34・３４ドルとの報告がある。この数値からブランド薬の代わりにジェネリック薬を使用すると、約７割の節約になると計算される。

◇ＦＤＡ承認の動向　～ジェネリック薬の変化～

ＦＤＡは画期的新薬の承認数が次第に減る傾向にあるのではないかと心配する。およそのことは最近15年間の新分子成分（ＮＭＥ）の申請書の受理件数に関するグラフ（図６）で説明される。

２０１１年にＦＤＡが受理したＮＭＥ申請件数は、29件であった。１９９８年までは毎年40以上あったＮＭＥ申請件数は、それ以後30台あるいは20件台で推移している。全体的にＮＭＥ申請件数は減少気味の傾向と思われる。

図６　NME 申請書受理件数の年次別推移

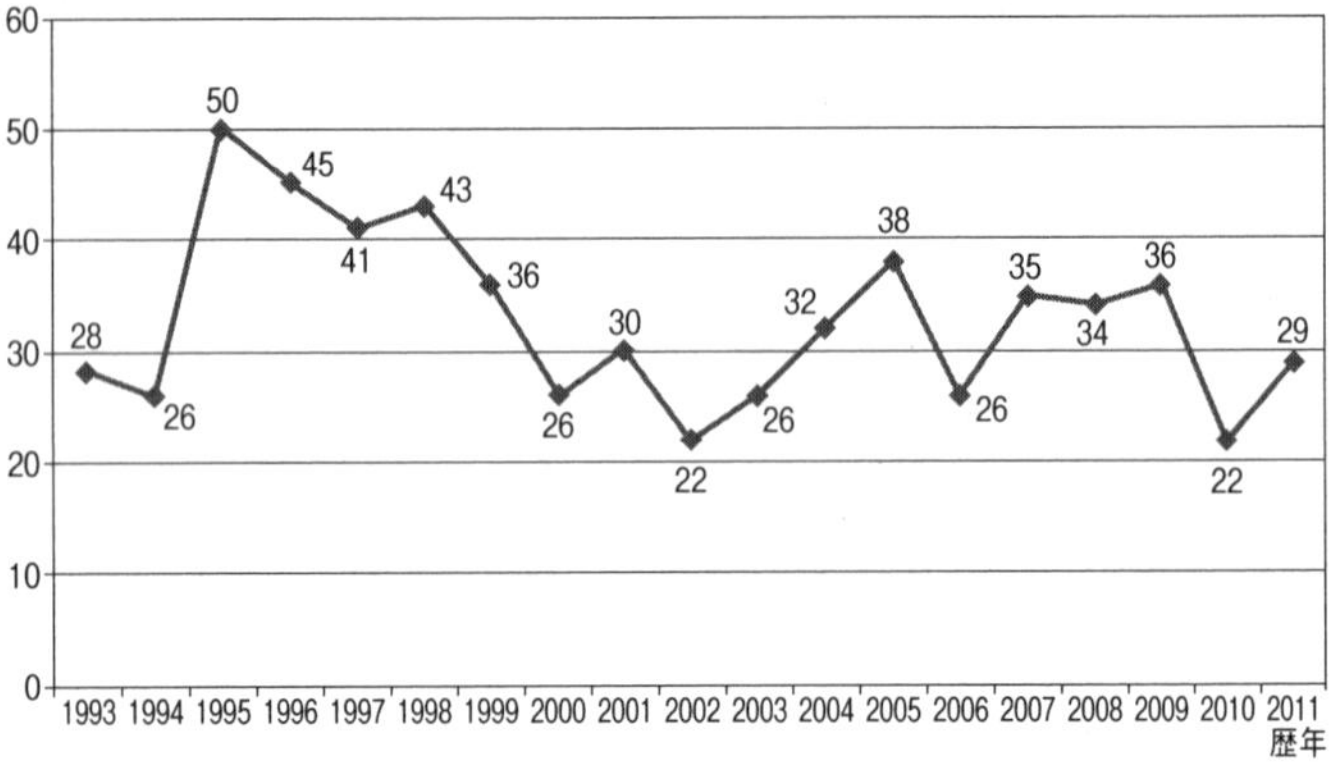

ついでにいえば、２００１年から２０１１年までの11年間のＮＭＥの平均承認数は23・5となる。この平均数より高い年は２００１年、２００４年、２００８年、２００９年、それに２０１１年である（図7）。ＮＭＥの毎年の承認数に変動があるのは当然だが、２０１０年の承認数はかなり減少した。２０１１年は再び増加しているが、世界的な研究開発企業の動向から考えて、今後のＮＭＥの開発速度は遅くなることが予想される。これからの年間承認数は20台前半程度に落ち込むかもしれない。特に期待される画期的治療薬の開発には大きな不安が残る。

市場に登場する画期的新薬の数が毎年減る一方で、現存の新薬の特許保護期限が切れることはジェネリック薬の市場が拡大することにつながるので、ジェネリック薬はこれまで以上の発展が予測される。しかし、ブランデッド・ジェネリック薬との競争が激しくなるため、こ

図７　NME承認数の年次別推移

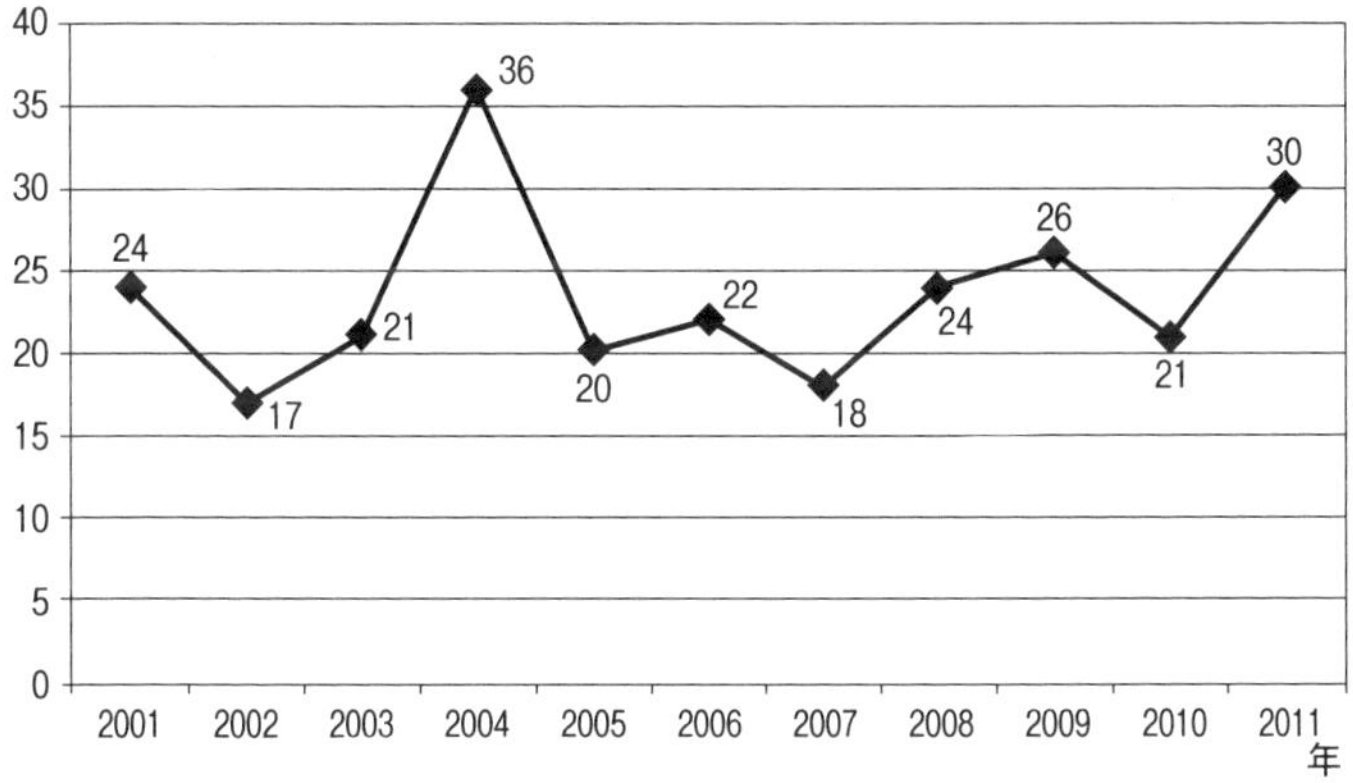

れまで以上に経営が苦しくなるジェネリック会社も出てくるものと思われる。

２００９年発表のＩＭＳ社の報告によれば、ジェネリック薬の代表的な処方に対して６ドル、希望するブランド薬に対して29ドル、希望しないブランド薬に対しては40ドルまたはそれ以上の料金が支払われている。

米国における処方せん薬の販売額は図５に示されるように、ブランド薬、ジェネリック薬ともに次第に増加している。増加傾向はブランド薬よりもジェネリック薬の方が強いようである。また、ジェネリック薬の中でもブランデッド・ジェネリック薬の増え方が目立つ。ブランド会社のジェネリック薬部門の新設や強化がその後押しをしていると想像できる。それと、ＦＤＡが安価なジェネリック薬を市場に早く提供できるような承認システムを進めてきたこともあるかもしれない。アメリカ政府はこれまでメディケイド、メディケア、トリケイドなど公

図８　ジェネリック薬承認数の推移

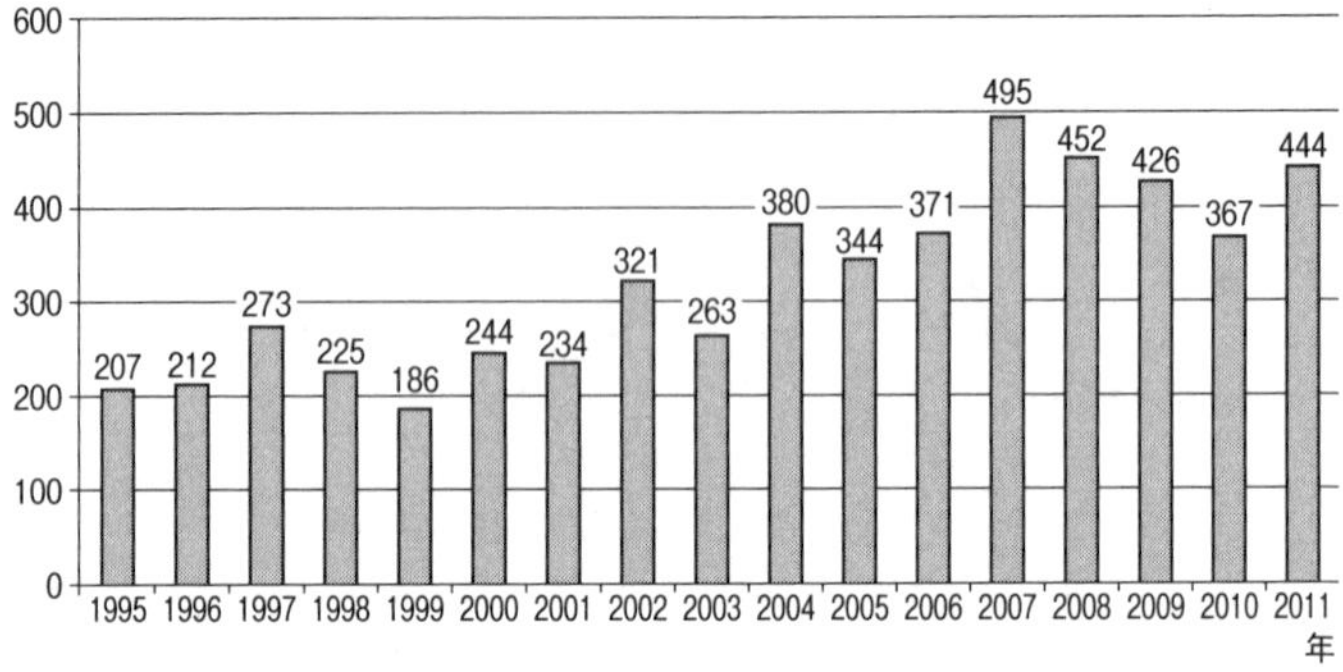

的医療制度のもとで支出する薬剤費を節約するため、ブランド薬に代えてジェネリック薬の使用を推進してきた。これらの総合的施策が前にも触れたように70％に迫るジェネリック処方比率上昇の背景にあるといえる。

このような政府の後押しに加えて、数多くのブランド薬の特許有効期間終了がジェネリック市場の拡大につながった。ジェネリック薬の承認申請がＡＮＤＡで認められるようになってから、ＦＤＡのＡＮＤＡ承認数は２００台、３００台と伸び、２００７年には５００に迫る勢いを示した（図８）。

ＩＭＳの分析によれば、ジェネリック薬の価格はブランド薬の30％から80％までとかなりの幅がある。ブランド薬をジェネリック薬に代えることによって、アメリカの医療費は１９９９年～２００８年の10年間に７３４０億ドルを超える節約になったといわれる。

ブランド薬の販売価格は初のジェネリック版が登場すると下がる。そして１８０日間の市場独占権が終了して２番目、

図9　競争会社数の増加とブランド薬に対する
ジェネリック薬の平均価格率

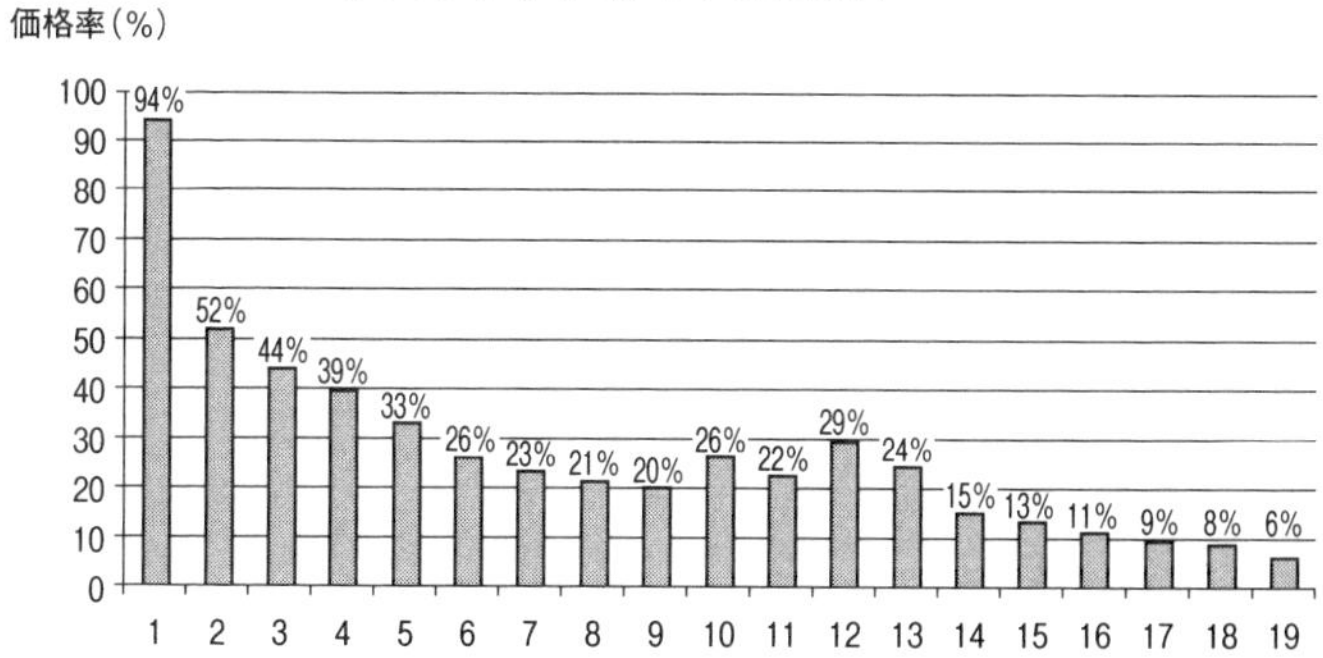

（注）　下の１～19の数字はジェネリック薬の製造会社数
価格率(%)＝ジェネリック薬価格／ブランド価格×100

３番目と同じジェネリック版が順次現れてくると、価格はさらに落ち込む。場合によっては50％を下回る価格となる。多くの競合品が出ることによってジェネリック薬の価格も下がるのは経済現象として当然である。

図９はＩＭＳの小売価格データを基に、１９９９年から２００４年の５年間に販売された単一成分のジェネリック版の製造会社数の増加に伴う平均価格の下落をみたものである。

図９に示されるブランド薬に対するジェネリック版の価格率はそのすべての製造会社の用量当たりの平均価格に基づいて計算された。最初のジェネリック版が１社から販売された場合、その価格はブランド薬価格に対して平均で６％下がることを示している。次いで製造会社の数が２社になると48％下落、３社になると56％と下落率がさらに高くなる。19社にまで増えると、ジェネリック版の価格はブランド薬の６％の価格とな

る。なんと94％の下落である。ここまで大幅に下がっても、ジェネリック薬の数は減らないでさらに競争は続くのだろうか。それでも採算がとれるとなれば会社は販売を続けるだろう。このような実態がジェネリック薬の品質、効果、あるいは安全性に対する不安を募らすのかもしれない。

１つのブランド薬に対して多くのジェネリック版が群がる構図は、ＦＤＡが毎月発表するＡＮＤＡ承認リストから知ることができる。たとえば、２０１０年10月に承認されたロサルタンカリウム（降圧薬）のジェネリック版である。ロサルタンカルウムは１９９５年4月メルクがコザールの販売名で承認を得たアンジオテンシンⅡ受容体拮抗薬である。この薬のジェネリック版が２０１０年10月、一斉にＡＮＤＡの承認を得た。サンド、ロキサン、ルピン、ザイダス、アクタビス、アポテックス、ワトソン、マイランなどジェネリック会社としてお馴染みの12社がそのリストに連なる。加えて、ロサルタンカリウムとヒドロクロロチアジド（利尿薬）の配合ジェネリック薬の承認を得た会社も7社あった。図９のグラフを引用すると、ロサルタンカリウムの販売価格は12社の競合となるので、ブランド薬よりも約7割安くなると考えられる。

アメリカ議会の予算局の発表によれば、ジェネリック薬の価格は一般的に先発のブランド薬のそれよりも20～30％低く、そのため、消費者が支払う薬剤費は年間8～10億ドルの節約になるという。

かつて、アメリカの消費者がカナダから多くのブランド薬やジェネリック薬を購入していたことに関連して、アメリカのジェネリック版はカナダのそれに比べて価格が安いと、ＦＤＡが指摘したことがある。ジェネリック薬として利用できる売上の大きい次の７つの処方せん薬について分析した結果であった。

この研究では、活性成分のミリグラム当たりの価格を計算してアメリカとカナダで販売されるブランド薬とそのジェネリック版の平均価格が比較された。７つジェネリック薬のうち５つはアメリカの価格がカナダのそれよりも低かった。

アルプラゾラム（不安、パニック障害）
クロナゼパム（てんかん発作、パニック障害）
エナラプリル（高血圧）
フルオキセチン（うつ、強迫神経症、パニック障害、神経性過食症）
リシノプリル（高血圧、心不全）
メトフォルミン（２型糖尿病）
メトプロロール（高血圧、狭心症、心不全）

国民皆保険でなかったアメリカのような国の場合、ジェネリック薬の販売価格は原則として販売会社が自由に決めることができる。１つのブランド薬に対してジェネリック版が多ければ多いほど競争によって市場価格は大きく下がる。ＦＤＡは販売独占期間が終了すれば、そのジェネリック版をできるだけ速やかに承認するという方針のもとに承認システムを運用してきた。その結果、多数の低価格ジェネリック薬が生まれ、公的および民間医療保険によって支払われる薬剤費に対してかなりの節約効果が出たという。今後、オバマ政権で確立された新しい医療保険制度がジェネリック薬にどのような影響をもたらすのだろうか。

◇ブランド会社の対ジェネリック戦術

～オーソライズド・ジェネリック（AG）～

米国ジェネリック医薬品協会（GPhA）のホームページに掲載される情報を眺めているといろいろなことがわかる。たとえば、ブランド会社が自社ブランド製品をジェネリック薬として子会社などに再包装させて販売するというオーソライズド・ジェネリック（AG）問題である。

ANDAによるジェネリック薬の承認制度を導入した1984年のハッチ・ワックスマン改正法によって、ブランド薬の最初のジェネリック版に対して180日間の販売独占権が与えられることはすでに説明した。この規定を逆手にとってブランド会社は、AGを初ジェネリック薬の販売時に合わせて発売することがある。このような方法によってAGが市場に導入されると、初ジェネリックの180日間の販売独占効果は低下する。また、ブランド薬の価格は比較的高いまま維持されるか、または値引きが少なくて済むという。そうなれば、結果的にジェネリック会社は多少の時間と経費を要する初ジェネリック版の申請意欲が低下する。これはハッチ・ワックスマン法が意図する安価なジェネリック薬の消費者への提供と異なる事態を招くことにつながる。

このような懸念に関して、２００６年、「消費者価格に関するＡＧの影響評価」と題する調査論文が発表された。論文ではジェネリック薬の１８０日間の価格に関してＡＧとの競合で影響はあってもせいぜい僅かな差であると結論された。しかし、最初のＡＮＤＡ提出のジェネリック会社にとって、予測する市場シェアがブランド会社によって奪われることは確かであり、長期的にみるとその影響は大きいかもしれない。

図10はＡＧを導入した場合と導入しない場合のブランド薬の価格の上昇率を示すグラフである。ＧＰｈＡは、ＡＧが導入されるとき、一般的にブランド会社によってブランド薬の価格が上げられるという。そのため消費者は一様に高い費用を支払う結果になると批判する。ＡＧはジェネリックを装うブランド薬であって、ジェネリック会社がブランド特許に挑戦することを阻止するためのブランド会社の策略であると決めつける。

ＦＤＡはＮＤＡ申請者によって１９９９年以降提出される年次報告書からＡＧのリストを作成した。リストは次の項目に分かれ、２０１１年９月27日現在、６３９品目のＡＧが収載されている。

図10　AG導入によるブランド価格の上昇

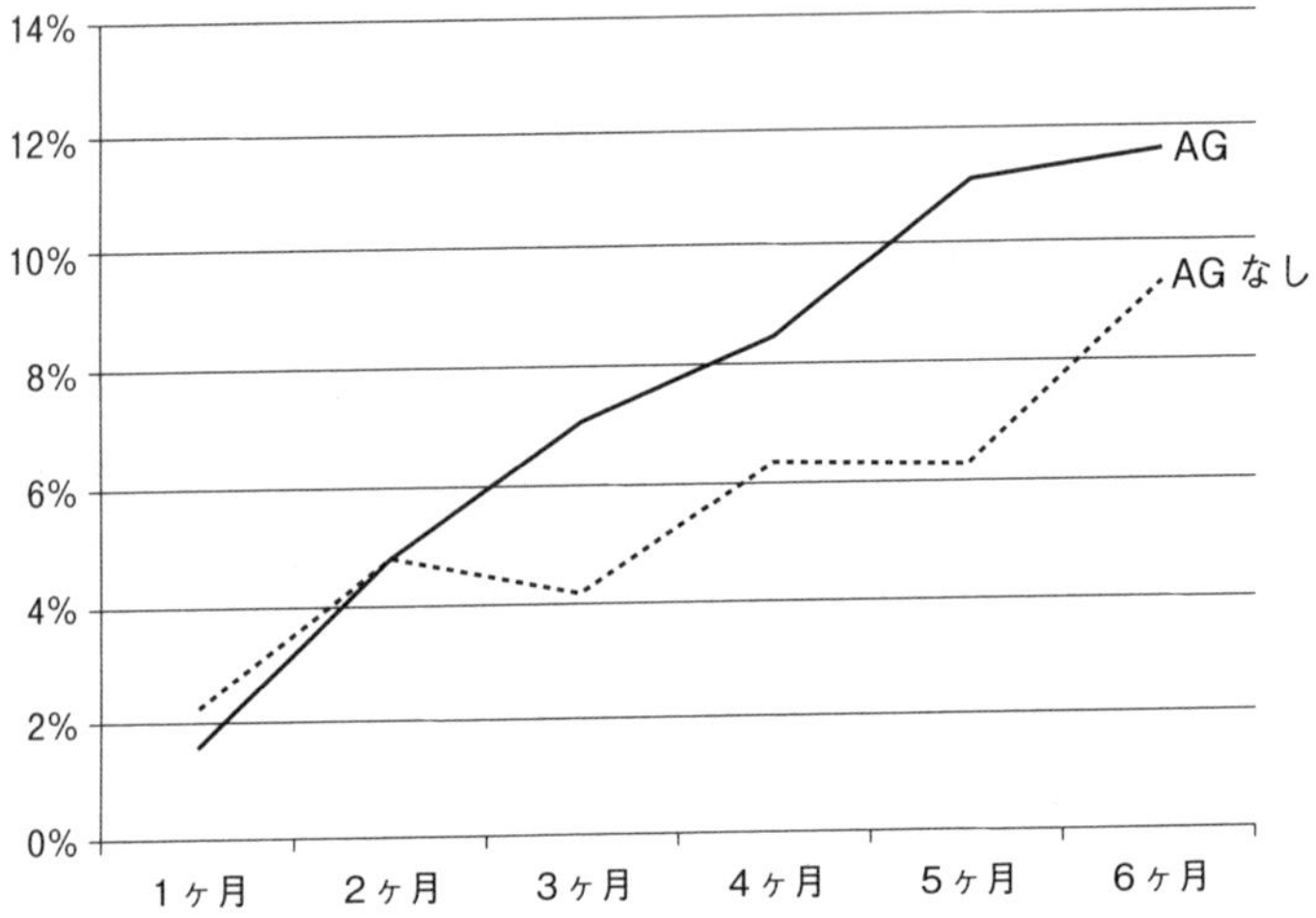

Aidan Hollis & Bryan A. Liang：Assessment of the Effect of Authorized Generics on Consumer Prices：July 31 2006

①　専有名

②　剤形

③　力価

④　ＮＤＡ申請者名

⑤　ＡＧが市場に導入された日

⑥　ＡＧの販売を中止した日

ＡＧの販売はＦＤＡの承認を要しないため、年次報告書にもそれがいつ市場に導入されたか記載のないことが多い。正確ではないが、最初に報告された年次報告書の該当期間を反映する日が記載される。そして、多くの場合、ＦＤＡはＡＧが現在まだ販売されているかどうか、そして販売されていなければ、中止された日はいつか、情報をもっていない。ＦＤＡはリストの正確性を期すため、追加や削除など変更に関する情報の提供を望む。リストをみると、ＡＧの市場導入日は不正確であり、また販売中止日はほとんどが不明である。

正確に記載されていると思われるＡＧもいくつか見当たる。たとえば、高脂血症治療薬のゾコール（一般名シンバスタチン、発売会社メルク）である。ＡＧの市場導入が２００６年６月、その販売中止が２００６年12月と記載されている。その動きは「１８０日間のＡＧ販売」によるブランド薬の価格維持という先に述べたブランド会社の対ジェネリック戦術に合致していることがわかる。

日本では医療に使用されるジェネリック薬もブランド薬も薬価基準で価格が規制されているため、米国のようなＡＧ問題はまず起こることがないと考える。

◇先の見えない日本の後発薬市場

～期待と不安が入り混じる～

日本の医療保険制度のもとで使用される薬剤費は、厚生労働省告示で定められる薬価基準に基づいて医療機関に支払われる。薬価基準では先発薬も後発薬もそれぞれ品目の規格別に価格が掲載される。新たに承認される薬剤の薬価は毎年２回薬価基準に収載される。薬価基準に収載されたすべての医薬品は、定期的に（現在は2年ごと）市場価格調査が行われ、その価格を反映した新しい薬価に改訂される。

先発薬も後発薬も、市場調査によって実際の取引価格データが得られる。医療機関と卸との実際の取引は薬価で行なわれるとは限らない。そのため多くの薬価は調査の度に市場価格を反映して多かれ少なかれ下げられるのが実情である。特に後発薬は競争の激化によってその値下がり率が大きいことがある。そのためかどうかは知らないが、かつてはいくつかグループ別にそれぞれまとめて設定されていた後発薬の薬価は、いまではグループは関係なく製品ごとに値付けされる。

〈先発薬と後発薬、それに後発薬間の薬価差の実態〉

表4はファモチジン（抗潰瘍薬）の先発薬と後発薬との薬価（平成22年4月1日実施）を比較したものである。

この表は薬価基準制度のもとで決められる後発薬の薬価の多様性をよく示している。先発薬（販売名 ガスター錠10mg）と後発薬との薬価の開きは非常に大きく、しかも後発薬間でも最高と最低の薬価の乖離が大きい（最低薬価は最高の薬価の約2分の1）。

薬価はどのようにして決められるのか。原則的な手順は知られているようだが、それでもよくわからないこともある。製品の原価は通常、人件費や諸経費などその製品の製造、管理、販促な

表４　ファモチジン錠（10mg）の薬価の比較

1錠当たりの薬価(円)	製品名	製造会社
31.10	ガスター錠10mg＊	(先発薬)アステラス製薬
18.40	ファモスタジン錠10	東和薬品
16.30	ガスメット錠10mg	東菱薬品(扶桑薬品)
15.70	ガスセプト錠10	メディサ新薬(沢井製薬)
15.40	ファモガスト錠10	シオノケミカル
12.40	ファモチジン錠10「サワイ」	沢井製薬
11.50	ファモチジン錠10mg「KOBA」	日医工
11.10	ガスリック錠10mg	日新製薬
10.30	ガスペラジン錠10mg	長生堂製薬
9.80	ガスポート錠10mg	大洋薬品
9.60	ファモチジン錠10mg「TCK」	辰巳化学
9.60	ファモチジン錠10mg「イセイ」	イセイ
9.60	ファモチジン錠10mg「アメル」	共和薬品
9.60	ガスドック錠10mg	キョーリンリメディオ
9.60	ガスイサン錠10	ニプロジェネファ

（注）　＊先発薬　　参考：2010年４月版薬価基準（薬事日報社）

どにかかるすべての経費と売上予測額から計算できる。会社は、原価に一定の利益を上乗せした価格を製品の薬価として薬価基準収載を申請する。当局は会社と話し合いの機会をもった上でその申請内容を検討して薬価を決定する。その際、薬の新規性は考慮されるようだが、利益の上乗せが認められるかどうか、それは明らかでない。特に後発薬の最初の薬価の決め方は明らかにされないが、一般的に同じ治療分野の後発薬の価格などを参考に決められるのではないかと推察する。

会社は薬価基準収載申請に対して、求められるままに一応、原価計算を提出するが、会社側の計算による原価が正しく基準に反映されることはないようだ。薬価基準の申請側（会社）と算定側（行政）との議論はまさに狐と狸の化かし合いである。

先発薬の申請会社は、承認後の販売によって、研究開発にかかった膨大な経費を回収でき、しかも次の研究開発に備えて一定利潤が得られるような薬価体系を望むことは当然である。算定側には、ひっ迫する医療財政上、薬価をできるだけ低く抑えなければならないという事情がある。しかし、あまりに抑え過ぎると、画期的新薬の開発意欲を削ぐことにもなる。すでに研究開発志向型の大規模製薬会社はそのような薬価算定の不満を背景に、まずＦＤＡやＥＭＥＡ（欧州医薬品庁）の販売承認を得ることを最優先する方針に転換している。日本の承認はその後でもよいというわけである。

欧米の製薬会社のＭ＆Ａによるグローバル化の波はかつてよりやや静かになったようにみえる。しかし、これからは画期的新薬のパイプラインの減少が心配される。そこで企業の再編や再統合が起こると考えられるが、後発会社にとって最も気になることは、そのときの先発会社の動向である。つまり、先発会社の後発薬市場への参入である。企業合併とともに、後発薬部門を新設または拡大して後発薬市場に進出する世界的製薬企業もある。日本でも後発薬の製造販売に経営の舵を切ろうとしている会社があるようだ。

これから解決しなければならない大きな問題の一つに後発薬間の価格差の問題がある。同じ治療範囲をもつ数多くの後発薬の間に様々な価格が存在する（表４）。このことは、薬価基準制度の存在理由を否定していることになる。多額の金を使って、そして多くの人の協力を得て、わざわざ後発薬の販売価格を調査して、様々な後発薬の薬価を改定し、多くの価格差を設定してしまうことがどのような有益な結果をもたらすのだろうか。また、２年に１回の薬価調査によって後発薬の薬価を少しばかり下げることにどれだけ重要な意味があるのだろうか。特許保護を与えられている先発薬に対する価格の市場調査は医療財政的に重要な意味をもつが、それよりも遥かに市場が小さい後発薬の価格をいじって多少下げても期待する節約効果は得られない。それよりも、後発薬は、これまでのような価格調査を廃止して市場の自由競争に任せて保険制度からの支払い価格を決める方がよほど能率的かつ合理的であるといえる。その方がおそらく薬価引下げにもなるのではなかろうか。

現在の日本の多くの後発薬会社は薬価基準といううぬるま湯に浸かっていつまで経っても外に飛び出せない状態である。後発薬の薬価基準のあり方を再検討することは後発薬に対する不信感を一掃する起爆剤としても必要な施策であろう。

〈後発薬の低迷〉

後発版ファモチジン錠の例（表４）でわかるように特許期限の切れた先発薬を含む15社で、全く同じ製品が大差の値段で販売されるという現実はどう考えても不思議である。これでは、誰もが後発薬の価値に疑いをもっても不思議ではない。最も早く承認された後発薬の薬価は先発薬よりもやや低い薬価がつけられる。そして、薬価基準に収載される後発薬の数が増えるにしたがって、前に収載された同じ後発薬と同じ薬価か、またはそれより低い薬価が与えられる。さらにこれらの薬価は市場調査の度に販売価格を反映する低い薬価に下げられる。すなわち、２年ごとの薬価調査で後発薬はそれぞれ究極の低薬価に向かって転落して行く。それでも市場の値下げ競争は止まらない。

値下げ競争は製造コストの引き下げを促す。表４の薬価が最も低い後発薬をつくる会社がコスト引き下げ圧力があるにもかかわらず、この低薬価を維持し、しかも利潤を得ているとすれば、とても信じられないことである。もっとも、単品だけで勝負するのではなく、会社の業績は総合的な利益で評価されなければならない。しかし、このような薬価の大きな乖離は後発薬に対して医師や患者の不安を増長し、ひいてはそれが後発薬の普及を妨げるのではないかと心配になる。

後発薬間のひどい薬価乖離の例はほかにも多くある。この場合、低薬価の後発薬の会社はどのようにしてそのコスト削減を実現しているのだろうか。勿論、原料や資材の仕入れ価格の抑制、人件費やその他費用の節約などいろいろ考えられるが、それにも限界があろう。

コスト削減努力は裏を返えせば製品に対する不安の源となる。たとえば、原薬（有効成分）をどこから、そして、どのような方法で購入しているか、などの疑問である。数年前アメリカで起きた抗凝固薬のヘパリン注による死亡事件は中国から輸入された原薬のヘパリン汚染が原因であった。後発会社はいかにして安い原薬を手に入れるか懸命である。そこに原薬メーカーや原料輸入会社、あるいは商社がつけ入る隙がある。特に通常よりも安価な原薬は購入するとき、品質的に十分吟味することが肝要である。後発会社の弱点はそのような技術能力を有していないことである。

製造から販売までにかかる経費を極端に削減することにも心配がつきまとう。製造工程における作業の手抜き、給与や人事に対する会社への不満など、直接的、間接的に製品に影響を及ぼすいろいろな要因がある。後発会社には大手製薬会社からの天下りＯＢが多くみうけられるが、それは技術力やその他の能力を買うことでそれなりの意味はある。しかし、そのような雇用が過剰になると、会社の将来を担う中堅幹部は育たない。中堅幹部が育たなければいつまで経っても伸びることのない、そして細々と生き延びるような小さな会社のままで存在することになる。存在すればまだいい方で、ときに行き詰まって倒産の憂き目にあうことにもなる。そんな会社のつくる製品は期待よりも不安が先行する。

加盟会社が50社を超える日本ジェネリック製薬協会の発表によれば、平成22年度のジェネリック薬のシェアは数量ベースで23％、金額ベースで９・４％である。それは、平成18年度の16・９

%と5・7%に比べると、5年間で多少の伸びを示してはいるが、期待されるほどの速さではない。

世界のジェネリック会社は売上を伸ばすため強力な販売網の構築を進めている。その様相は昔のジェネリックブームのときとは異なる。また、ジェネリック会社同士の戦いの中に、自前で設立または買収した子会社を通じて先発会社も参入する。ジェネリック界の戦国時代の到来である。

〈日本を代表する後発会社〉

後発会社の大手と呼ばれる4社の有価証券報告書からその業績を表にしたのが表5である。ただし、大洋薬品工業は2011年5月、イスラエルのテバに買収統合されたので2011年3月期の記載はない。しかし、業界紙の報道によれば約515億円の売上であるという。

大手先発会社の2011年3月期決算をみると、武田薬品工業は売上1兆4194億円、純利益2479億円（対売上利益17・5%）、第一三共は売上9674億円、純利益701億円（対売上利益7・2%）、アステラス製薬は売上9539億円、純利益677億円（対売上利益7・1%）である。第一三共もアステラスも売上に対する純利益率は後発会社のそれとあまり変わりない。対売上利益率は前年同期と比べて武田が約3ポイント、アステラスが約5ポイントの落ち込みをみせている。武田薬品工業は後発薬市場への参入に対する関心をまだ示していないようで

表5　ジェネリック大手4社の業績（単位100万円）

		売上高	経常利益	純利益	対売上利益(%)
日医工	2011/11	77,740	7,309	3,908	5.0
	2010/11	63,532	6,883	3,865	6.1
	2009/11	54,806	6,122	3,763	6,9
沢井製薬	2011/ 3	63,853	12,703	7,183	11.2
	2010/ 3	50,069	8,406	4,982	9.9
	2009/ 3	44,284	4,479	2,438	5.5
大洋薬品	2011/ 3	—	—	—	—
	2010/ 3	46,877	5,346	2,610	5.7
	2009/ 3	42,034	5,349	2,933	7.0
東和薬品	2011/ 3	45,143	9,396	5,846	12.9
	2010/ 3	39,044	7,430	4,601	11.8
	2009/ 3	35,956	6,682	3,777	10.5

（注）　大洋薬品の2011年はテバに買収されたため記載なし。2010年4月～2011年3月の売上高は514億円と推測される。

ある。開発力が傑出して高く、また後発薬市場が自社売上額の3分の1程度しかないためだろうか。いずれ後発薬市場は無視できない規模にまで拡大し、参入を検討せざるを得ない時期がやってくるだろう。

後発大手と呼ばれる4社は小さい市場ながらもこれまでそれぞれ拡大に向かって着実に売上額を伸ばしてきたことが表5からうかがわれる。特に東和薬品の売上額に対する純利益率（対売上利益率）が注目される。同社の売上額は他の3社より低いが、利益率は高く、その発展ぶりが目立つ。沢井製薬も国のジェネリック振興策を巧みに利用してそのシェアを伸ばしてきている。

気になるのは日医工であろう。同社の決算日は11月のため、売上額を単純に他社と比較することはできないが、対売上利益率の過去3年間は減少傾向を示している。サノフィアベンティスとの業務提携で2011年6月から一部の先発薬の販売移管をうけるなど、業績の拡大に懸命のようであるが、利益率は沢井製薬や東和薬品と比較して高いとはいい難い。価格が低くかつ利益の薄い製品の販売が多いとすれば、あるいは赤字覚悟の品揃えを進めているとすれば、考えものである。

大洋薬品は後発薬の製造販売とともに先発会社からの受託製造によって業績を上げようとしてきたが、テバによる買収によってその独立性は失われるようだ。しかし、最近、テバは大洋薬品と興和テバ（テバの子会社）とを合併してテバ製薬を創設することを発表した。本書が発行される頃にはすでに約700億円の年間売上を誇る日本最大の後発会社ができ上っているだろう。

この新設のテバ製薬の事業として、これまで大洋薬品が築いてきた先発会社からの受託製造も引き続き請け負うことになるのだろうか。委託会社との関係が難しくなることが予想される。

大洋薬品と同じように、後発薬の製造販売とともに先発会社の受託生産を続けるジェネリック会社にニプロファーマという会社がある。この会社は先発会社の特定製品の生産を請け負う仕事（受託生産）でその存在価値を高めた。この会社も委託会社の思惑に振り回されながらも、全体の売上額を少しずつ伸ばしている。しかし、下請けは所詮先のみえない仕事である。親亀こけたら子亀もこけることになる。

新薬の受託生産は製剤によってはかなりの額の設備投資を必要とするだけでなく、委託会社からの値引き要求も強い。後発会社が特にキット製品のような水もの製品事業だけに手を広げることは経営的に危険性も高いと想像される。会社も下請け会社から脱することが困難となるかもしれない。キット製品の将来性をもう一度考えてみる必要があろう。

〈これからの後発薬市場〉

第二次大戦の傷跡がまだ癒えない1900年代の半ば頃だろうか、欧米からの新しい治療薬が日本の市場に少しずつ登場し始めたときである。多くの似たような製品が出現してきた。ジェネリック薬の第一次ブームといえる現象である。当時の厚生省における医薬品の承認審査は甘く、ゾロ薬は主成分が先発薬と同じであれば、簡単な審査で製造許可が得られる仕組みであったようだ。後になっていえることだが、その緩い規制がサリドマイドやキノホルムの副作用事件につながった。

その後、外国製薬企業のライセンスによる新薬の導入、そして次第に充実される製薬会社の開発能力によって後発薬の普及速度は低下した。そのため、倒産または合併、あるいは他企業による買収などの憂き目にあった会社もあった。

次いでやってきたのが第二次後発薬ブームである。1990年代、多くの先発薬の特許期限が切れ、それらの後発版が市場に続々と登場した。ＦＤＡのＡＮＤＡ制度を追従することによって確立した後発薬の承認プロセスは多くの後発薬の市場導入を促進する役割を果した。

21世紀に入って、公的保険制度で支払われる医療費が膨張し、医療財政の赤字解消が叫ばれるようになる。医療費の、中でも国から医療機関に支払われる薬剤費の割合が高く、そのため薬剤費の抑制が急務となった。そこで、国は高い価格の先発薬に代わって後発薬の使用を促進することを目標に掲げて、医師に対しても後発薬の使用を促すような刺激策をこれまでいろいろと講じた。このような国の動きは後発会社の活動を活発化した。当初、処方せん薬に占めるジェネリック薬の割合は10％にも満たなかったが、いまでは20％を超えるといわれる。

２００９年の後発薬の日本市場は３９６２億円と推定された。ある市場調査会社は後発薬市場について、参入会社の増加、そして特許切れの多くの先発薬の後発版登場などで、２０１３年には23・4％増の４８８９億円に達するだろうと予測する。その予測が正しいかどうかはともかく、今後の後発薬市場の拡大は十分期待される。それに備えて後発会社は経口薬を主とする品目の増加や経営統合による会社基盤の強化など、対応が迫られることになるだろう。

ジェネリック薬世界トップの売上高を誇るイスラエルのテバ（２０１０年の売上高１６１億ドル）による大洋薬品の買収は、後発薬業界にひとつの方向を示した。日本の後発薬市場は米国に次いで2番目に大きい。そのため、世界規模のジェネリック会社が日本を標的に続々進出してくる時代となった。果たして日本の後発会社はこれに対抗することができるだろうか。ジェネリック戦争に敗れれば消え去るだけである。

ジェネリックの発展は新薬の開発速度と無縁ではない。特許新薬の開発速度が落ちれば、反対にジェネリック薬の市場は次第に拡大していく理屈である。多くの既存新薬の特許期限が切れるとジェネリック薬が増える一方で、市場に導入される特許新薬の数は新開発製品が増えない限り減る。それとともにジェネリック薬の市場シェアが増えてくる。しかし、それは個々のジェネリック会社の収益を増やすことには結びつかないおそれがある。

統合や買収を繰り返してきた大手製薬企業は画期的新薬の開発がこれまでのように期待できないとなると、自社だけでなく他社の特許切れ製品のジェネリック版へも経営の眼を向けなければならなくなる。このような経営転換はファイザーのようにジェネリック子会社の設立という戦略にみられる。

欧米だけでなく、わが国でも先発会社が後発薬市場に進出する例をいくつかみることができる。サノフィアベンティスと日医工との提携、第一三共のランバクシー（インド）買収、それに、エーザイ、田辺三菱製薬、キョーリンなどの参入がそれである。また、ノバルティスのジェネリック子会社サンドも、世界戦略の一環で日本の後発会社を虎視眈々と狙っているのではないかと噂される。餌食になりそうなウサギが出てくるのを待つ感じである。N社などは格好の餌食かもしれない。

先発会社が後発薬市場へ経営力を向けることは一般的に経営基盤が弱い後発会社にとって非常な脅威である。各後発会社はお互いの統合によって体力をつけるか、大規模企業の傘下に入るか、下請け会社のような形で細々と暮らすか、それとも市場から撤退するか、決断せざるを得ないときがやがてくるだろう。

２０１０年12月初め、沢井製薬がキョーリン製薬との統合を提案したという話が新聞で報道された。キョーリン側の事情で破談になったが、これも後発会社の将来への危機感の表れであるといえる。

年間７兆円にも達する薬剤費を狙って先発会社も後発会社も活動を強める。後発会社がこれからどんな戦略を立てて市場に挑むか、その生き延びる道は険しい。

〈後発会社の宣伝活動〉

インターネットで後発会社のホームページを覗くと、いろいろな情報を知ることができる。各社は会社のイメージを上げるためいろいろな工夫を凝らす。画面のトップを社長の写真と挨拶で飾る会社もあれば、単に仕事の内容を簡単に紹介する会社もある。後発会社の経営者（社長）にはワンマンタイプの人が比較的多いといわれる。ワンマン経営が必ずしも悪いというわけではないが、ワンマンはその性格ゆえに往々にして将来の見通しを誤ることがある。かつてのダイエーの破産を思い浮かべる。

会社の広告宣伝でもっとも気になるのは誇張型である。その典型はテレビのＣＭである。会社のイメージを上げるため、できもしない将来の夢を語る。たとえば、「差別化」とか「付加価値」とか「創造性」というような、製品が他社とは一味違うことを意味するような言葉を用いる。誇張的な宣伝である。

「差別化」は別な言葉でいえば、製品に付加価値をつけることである。しかし、後発薬の差別化はそれが法的に束縛されるため極めて限定的である。付加価値の定義にもよるが、もし後発薬に一般的に考えられる付加価値をもたせるとすれば、新しく臨床試験やその他必要な証明が必要となる。そうなると、それはもはや後発薬ではない。

ある会社の社長は自ら冒頭の挨拶で後発薬の付加価値を語っている。水なしで飲める口腔内崩壊錠とか、子供や高齢者のための半量含有製剤とか、これは製剤の変更を意味する改善であり、生物学的同等性試験だけでなく、場合によっては臨床試験が必要と考えられる。付加価値と称するこのような後発製剤は患者によっては効果や安全性に差が出ることも考慮しなければならない。

広辞苑は、「付加価値とは企業が自己の段階において新たに作り出した価値」としている。しかし、医薬品のような安全性と有効性を重視する製品に対して十分な検討をしないでこのような工夫を加えることには一抹の不安がある。後発薬の付加価値の意味づけが欲しいものである。製品の付加価値は時代によって変化することはいうまでもない。次に、１つの事例を紹介しよう。

ある会社の生食液の溶解キット（１００㎖）のことである。このキット製品は簡単にいえば、上下に口のついたプラスティックボトルに生食液（溶解液）を入れ、その口をゴム栓で密封した構造の輸液用容器で、一般的にはバイアルに保存された抗生物質のような抗菌薬を患者に注入するとき使用される。それまでは注射器を用いて生食液容器から採取した生食液をバイアルに注入し、抗菌薬を溶解した後、その液を再び注射器で採取し、それを輸液（生食液）の入った１口バッグ（またはボトル）に注入するという方法であった。

今から遡ること10数年以上前であろうか。当時、生食液やブドウ糖液などの輸液はいくつかの会社によって製造されていた。その頃、各社は最低の薬価でシェアの奪い合いを競っていた。それらの会社の１つであるＨ社は輸液を入れる容器を２口にすることを考えついた。１つはこれまでと同様な患者に注入するための輸液セット差し込み口（業界ではポートと呼んでいた）である。もう１つの口は薬の入ったバイアルと生食液キットを結合させてから生食液をバイアルに流し込むことによって薬を溶解し、溶解液をそのままボトルに戻すためのものである。簡単な発想であった。

このH社のジェネリック戦略は利便性と汚染防止の視点から医療機関に歓迎された。先発製品にはない特長をもつこの後発製品は市場の拡大に一応成功した。しかしながら、その後、親会社社長の戦略の拙さもあって、また、競合会社からさらに改良型製品が登場することによって、あるいは、薬剤費の節約や廃棄処理の観点から問題ありとの声や、その利便性という付加価値は患者の利益に直接結びつくものではないという批判が高まったことによって、このキット製品の付加価値戦略の効果は長くは続かなかった。

各社が販売する溶解液キット（１００㎖）の薬価をみると、２０７円、１９０円、１７４円、１７３円とまちまちである。通常の生食注（局方品）は92円である。これだけ差があれば、病院にとっては多少の手間はかかっても通常の局方品を使う方が経済的である。

付加価値型ジェネリック製品として、ダブルバッグ方式やプレフィルドシリンジ方式のように輸液の保存容器を工夫して迅速に治療薬を体内に注入できるようにした製品もある。これもキット製品である。キット製品は開発当時、医療機関の省力化につながるとか、患者に対する感染の機会を少なくするとか、それなりの付加価値が認められたこともあった。しかし、今日では見方が変わった。いまや、製剤の付加価値判断は企業の勝手な判断だけによるものではなく、関連する医療的または社会的な要素からも検討が求められる時代である。

ほかにも、「創造性」という言葉を使って宣伝をする会社もある。あたかも研究開発に力を注いでいるようなイメージをもたせる。後発薬で生きている会社にどんな創造性があるのだろうか。創造性は他社に先駆けて新薬を開発する会社に与えられる言葉ではなかろうか。後発会社がこのような言葉を使うと、むしろ消費者の誤解を招くことになりかねない。

ある米国のジェネリック会社はホームページで事業を次のように紹介している。

「会社は最も広範な、かつ最高の品質のジェネリック製品パイプラインを提供します。製品は経口用固形剤、徐放製剤、滅菌注射剤、局所剤、液剤、経皮剤、半固形剤、それに高力価製品など多種類の剤形とデリバリーシステムによって非常に広い範囲の治療カテゴリーを対象としています」

誇大的または夢物語的な会社の宣伝は行政当局による規制が必要かもしれない。特にテレビやインターネットによる宣伝は注意すべきである。

後発品に新しい特性をつける差別化の方法が考えられる。それはもとの先発薬がもたない特性（たとえば徐放剤、新製剤、新適応など）の開発である。勿論、これは科学的根拠に基づいてその安全性と有効性が証明されなければならないので、承認は臨床試験やその他の試験を必要とするだろう。有効成分そのものは同じであっても、後発品とは呼べない新薬である。しかし、新規成分ではないのでその開発費は先発薬のそれよりもかなり少なくて済む。

このような特性の開発にもし成功すれば、それまで単なる後発会社とみてきた医療機関の見方は一変する可能性がある。研究開発も手掛ける会社であると評価されることから、その会社の後発品も信頼という箔がつくかもしれない。会社の製品への信用度は高くなる。

後発会社は一般的に人材不足である。かつて後発薬がゾロ薬と呼ばれた頃の遠い昔、社長の英断で思い切りよく後発薬から撤退し、新薬開発の方向に舵を切った会社があった。いまの成功をみれば、社長の判断は正しい。研究開発に要する経費が莫大であることを考えれば、そのときは苦渋の決断であったと思う。

次から次へと休みなく特許切れの先発薬を追って後発品を手掛ける会社をみると、それをいつまで続けるのだろうかと同情したくなる。ゾロ製造であっても製品の種類が多くなれば生産設備に対する投資額も馬鹿にならない。むしろ、その金で優れた人材を集め、1つでもいいから新薬を開発した方が遥かに得策であると思う。しかし、悲しいことに後発会社の多くは人に投資することを嫌がる傾向がある。

〈後発薬の薬価基準は必要か〉

後発市場でシェアが高い上位4社の過去3年間の業績（表5）は右肩上がりを示している傾向から推察して、全体の後発薬の販売額も増加を続けると予想される。しかし、これからの市場の激戦を考えると、個々の会社の販売額の格差はさらに大きな広がりをみせるだろう。

現在の薬価基準に収載された多くの同じ後発薬の薬価に大きな差があるのは何故だろうか。このような薬価のバラバラ現象は後発版のほとんどでみられる。薬価設定は市場における販売価格調査によって得られる価格が反映されるため、そのようなバラツキは仕方ないといえばそれまでだが、原因が問題である。市場価格は各社の販売姿勢に左右されることは当然だが、バナナのたき売り的な値段を含めることには疑問がある。行政の調査方法にも欠陥があるといえないか。

同じ目的に使用される物であっても、その機能や効果、あるいは構成や成分に差があるという理由で販売価格がそれぞれ異なることは納得できる。しかし、先発薬と全く同じ成分で同じ適応をもつ後発薬の薬価の違いを一般製品の場合と同じように理解できるだろうか。

後発薬は２年ごとの薬価調査が終わると、その結果に基づいて新しい薬価が決定される。後発薬は市場競争によって下がるため、新しい薬価は特殊な事情のある場合を除いて通常、その改定前の薬価より低く決められる。

ファモチジン錠の例では、先発薬の数分の一という低い薬価をもつ後発製品（ニプロジェネファ、キョーリンリメディオなどの後発薬）がある。このような価格差を知ると、国の承認を得ているから欠陥製品というわけではないかもしれないが、ほかに何かあるのではないか、と考える消費者や患者も少なくないだろう。このような状態が解消されない限り、後発薬の不安は消えない。

もっとも、会社は一般的に何百という多くの種類の後発薬を製造しているので、その中に赤字の後発薬があっても業績はトータルとして評価される。そのため会社全体の収益が上向きであれば個々の小さな赤字は容認される。経営戦略の一環として薬価が低くても患者の支出を抑えるため赤字覚悟で販売するのか、あるいは会社全体として収益を上げればよいとするのか、部外者にはわからない。

十数年前に朝日新聞に薬価に関する私の投稿が採用されたことがある。薬剤費を含めて医療保険財政のひっ迫が政治的に大きな問題となっていた頃である。特に、高騰する薬剤費の節約が標的とされ、薬価基準制度の改革が関連審議会で問題視されたことを覚えている。私は投稿で後発薬の薬価基準制度の廃止を訴えた。

しかし、大山鳴動して何だかだと議論はされたものの、自民党政権のお家芸の先送り作戦（今の民主党も同じだが）によって、官僚主導のもと審議会は結論を出さないままで終わった。それでも数年先には抜本的改革が議論されると思っていたが、時間の経つうち、その話はいつの間にか消えてしまった。いまでは後期高齢者にだけ適用される別の健康保険が制度化され、これまで以上に赤字の垂れ流しを続けている。

厚労省は安価な後発薬の処方を促進するため、その処方に対して報酬点数を増すなどいろいろな刺激策をとってはいるが、医療制度の根本的解決に正面から取り組む姿勢をみせていない。

当時の医療制度をめぐる論議では、病院や調剤薬局などが購入する価格に基づいて薬剤の支払額を決めることが提案された。しかし、一方では、同じ薬剤であってもその価格は地域、販売会社、医療機関など条件によって異なることなどの問題点も指摘された。また、このような薬価基準制度の改革は事務処理が複雑で一朝一夕とはいかないというような反対意見もあった。結局、最終的にこの問題はうやむやにされてしまったのである。

薬価基準制度改革騒動は何だったのだろうか。市場原理にしたがって後発薬を保険制度のもとで自由に使用できる環境をつくることをもっと時間をかけて探究すべきであった。半世紀以上の長い間、旧態依然として続いてきた薬価基準制度に頼る限り、行政がいくら旗を振っても後発薬の普及はまず期待通りに進まないことは予想に難くない。

後発薬の薬価基準制度を廃止すべきであるという私の考えはいまも変わりない。販売独占権をもつ先発薬に対しては異常に高い販売価格になることを避けるため、法律にもとづく薬価設定は必要と考える。しかし、その販売独占権が消滅し、後発版の承認が得られるとき、先発薬の薬価は基準から削除して後発薬と同じ立場に置いて。市場競争にさらすことが必要である。そして、医療保険で支払われるすべての後発薬の費用は市場の販売価格をもとに決める。

民主党政権になってから事業仕分けが始まった。しかし、これまで日本の経済や行政を変えるほどの効果はみられない。医薬品行政に対する仕分けをみても、仕分け人に専門的な知識のないせいか、見当外れの意見も出るようである。最近の行政刷新会議の政策仕分けで、先発薬の薬価を後発薬並みに引き下げるべきという結論が出されたと聞くが、どうもその提言も的外れのようである。後発薬の薬価が異なることに対する問題では、「公的医療制度の中では同じものは同じ価格でないとおかしい」とか、「先発薬と後発薬との薬価差の一部を自己負担とすべきである」とか、後発薬の普及を推進する施策がいろいろ提起されたようだが、現行薬価基準の仕組みを変えない限り不可能と思われる。後発薬の薬価基準の存続を前提としてこんな議論をしても時間の無駄である。また、この仕分け会議とは別な公的会議で「同一品目の後発薬は薬価基準収載を10社に限定」というような変な意見があったという。

〈ジェネリック戦略〉

ジェネリック薬の販売戦略に関してある論文を読んだ。市場競争において事業を伸ばし、また、それを維持するために、一般的には戦略的視野と戦略力の2つのタイプがあるという。戦略的視野は需要次元で標的とする市場の大きさと構成をみることである。戦略力は供給次元で会社の力または中心となる能力をみることであるという。ジェネリック薬で考えられる戦略はコスト主導、差別化、それに集中化（戦略的視野）である。

コスト主導型はコスト意識または価格志向をもつ顧客に訴えることによって市場シェアを獲得する方法である。これは標的とする市場で最低の価格をもつか、あるいは少なくとも最低の価格対価値比（顧客がうける価値に相当する価格）をもつことによって達成される。これまでジェネリック会社は良いも悪いも、この低価格作戦に依存してきた。このコスト主導戦略は、価格志向の顧客が一度、低価格の代替品を利用すればすぐそれに切り換えるというように、顧客ロイヤリティー（顧客の製品に対する愛着度）の低いことが不利である。また、コストリーダーとしての評判が低品質の風評を生むこともある。

差別化は市場競争に勝つため何らかの方法で製品を差別化することである。この戦略は標的の顧客が価格志向でない場合に成功する。しかし、ジェネリック薬は特殊性に欠け、柔軟性がなく、また制限があるため、差別化が困難である。

集中または戦略的視野は会社がコスト主導または差別化を基盤に競争しなければならない場合の視野を意味する。会社は広い視野をもって大型市場で競争するか、または狭い視野で限定的な市場に集中して競争するかを選択する。

これまで日本のジェネリック会社のほとんどは先発薬の市場に食い込むために低コスト作戦を押し進めてきた。その結果が後の薬価切り下げを生み、また薬価格差を一段と広げた。

輸液用生食液の差別化として使用が簡便な輸液キットやバイアルに代えてあらかじめ薬剤を注

射器に入れておく、いわゆるプレフィルドシリンジ製剤が開発されて、それらが多くの病院で使用されるようになったことは記憶に新しい。特に、プレフィルドシリンジは後発薬だけでなく、先発薬とも組み合わせることができるということで、大洋薬品やニプロファーマなどいくつかの後発会社は先発会社からの受託生産、または自社の後発製品への利用によって販路を広げた。しかし、いままでは国や医療機関における薬剤費の節約、低い薬価査定などの動きによってプレフィルドシリンジも単にバイアルと同様な注射剤の保存手段の一つと考えられるようになった。そのため、差別化による薬価上のメリットは昔ほど認められなくなった。それ以降、新しいタイプの差別化製品は登場していない。

会社が市場の特定範囲に限る集中化戦略は部分戦略またはニッチ戦略とも呼ばれる。特定のニーズをもつグループに対して販売を集中するやり方である。ニッチ戦略は比較的小規模の会社が古くから使ってきた開発手法である。大企業はこのような市場の隙間を埋める製品の開発にはあまり手をつけたがらないようである。その分野のニーズが高くても予想される販売額が低いことが多いからである。そのため、ニッチ戦略は後発会社にむいていると思われるが、残念ながら今の後発会社は先発薬の後追いに徹していてニッチ製品の開発能力をなおざりにしている。

後発会社の発展を妨げる一つの要因は顧客や患者（あるいは医師）の会社に対するイメージである。テレビＣＭはイメージアップの武器ではあるが、今の後発会社のＣＭはそんなプラスがあるとは思えない。ただ、「医療に貢献する」とか「開発を目指す」とか、これまでの会社の印象とかけ離れる言葉遊びが多い。ひとつでもよいからこんな新しいことを実現したとか、しつつあるとか、大言壮語でなく視聴者に訴える力が欲しいものである。それには、まず新しい用途とか新しい製剤とか、開発の力をもつことである。

ここで私が知っている昔の開発話をしよう。後発会社の開発意欲の低さの一端をそれにみることができる。

皮膚病変手術（レーザー手術）の際に、痛みを抑えるためあらかじめ皮膚に塗布する局所麻酔剤の開発の話である。患者の痛みを抑える適当な局所麻酔剤がないため、この領域の専門家からその問題を解決する有効な皮膚麻酔剤の開発が求められた。それは特に治療中泣き叫ぶ子供に対して重要であった。まさにニッチ領域のジェネリック薬の開発である。

そこで考えられたのは特許期限がすでに切れている成分を含む局所麻酔剤を利用する製剤である。その開発は後発会社にとって販路を拡大するまたとない機会である。新製剤の市場は年間20～30億円と推定されたが、その開発経費はせいぜい数億円程度と効率のよい開発と思われた。加えて、その開発の成功は企業イメージを高めると同時に、ほかの後発製品の販路拡大につながることも期待できた。

会社として新製剤の開発を進めることが決定され、ＣＲＯ（契約研究機関）との契約のもとに第Ⅰ相の臨床試験が始まった。その過程で新製剤の有望性が期待できることがわかった。ところがその矢先、会社トップが突然交代した。ワンマン社長が経営する親会社から新社長がやってきたのである。新社長は理由もいわずに、新製剤開発中止の指示を出した。開発に携わった社員は不要とされ、いつの間にか消されてしまった。

開発中止はどこでもよく聞かれる話ではある。ただ、この場合普通と違うのは、開発中止の理由をいわなかったことである。日本の後発会社が発展しない理由のひとつをこの社長の器からはからずも知ることができた。詳細はまたの機会に譲るが、こんな社長さんに次の格言を贈りたい。

「人は城、人は石垣、人は堀、情けは味方、仇は敵なり」

くどいようだが、この会社のジェネリック戦略で最近驚いたことがある。業界紙の記事によれば、ジェネリック薬の製造工場をベトナムにつくり、日本を含む先進諸国に製品輸出するという。むしろ驚きを通り越して呆れたとしかいいようがない。ジェネリック薬を雑貨と同じように考えているところは異色ではあるが、このアイディアは考察が足りな過ぎる。製造原価を下げるということが主な理由と推察するが、患者の安全性を考えると、規制体制が十分整ってない国でつくるジェネリック薬は問題が起きやすく、それを処方する医師の信頼も得難いことは自明の理である。このような国で人の命に関わる医薬品を製造し、海外に販売するという会社オーナーの魂胆はおそらく日本では受け入れられないだろう。いまでさえも、ジェネリック薬の品質と効果に疑問をもち、ジェネリック薬を処方することに積極的でない医師が日本だけでなく米国など世界にも多くいるのである。この会社製品の市場占有率の低さを考えると、つくることはできても、先進国への販売は想像以上に難しいだろう。株の分割や増資までしてそんなお金を集めるよりも、将来へ備えた人材や研究に投資すべきであろう。この会社の経営センスはどうもよくわからない。

〈暫定承認制度の導入〉

もし、国が後発薬の普及を真剣に進めていくとすれば、ＦＤＡが採用しているような、後発薬の「暫定承認」制度の導入は１つの方法であろう。

この制度は、特許有効期間中に提出されたＡＮＤＡの審査をあらかじめ行って暫定的な承認を与える方法である。先発薬の特許権が有効である間、暫定承認をうけても販売することはできないが、先発薬の特許期間が切れると直ちに正式な販売承認が与えられる。ブランド薬の特許期限が過ぎれば直ちにそれを市場に導入できるので、この制度は承認期間の短縮につながる。メリットは、安価なジェネリック薬を早く患者に提供できることである。

これに対して当然、先発会社は反対するだろう。しかし今後、画期的新薬がこれまでのように速いペースで市場に登場することはまず考えられないので、先発会社の多くはすでに後発薬市場への参入をはかりつつある。このような変化は先発とか後発とかの会社区別をなくしてしまうかもしれない。そうなれば、医薬品の承認を如何に早め、しかもそれを患者へ如何に安く提供するかということは、先発、後発にかかわりなく製薬会社共通の課題となる。

第3章　審査体制と承認プロセス

〜ジェネリック薬審査は新薬審査とは別な組織が担当〜

ジェネリック薬の承認審査体制が１９８４年のワックスマン・ハッチ改正法のもとに確立されたことは既に述べた。ＦＤＣ法の５０５条(j)の規定がそれである。条文は簡略新薬申請書の項目のもとに「誰であっても新薬の承認に対して簡略申請書を提出できる」と定める。これによって、それまでの「新薬申請書」（ＮＤＡ）の審査でジェネリック薬を承認する制度は廃止され、新しくＮＤＡを簡略化した申請書（簡略新薬申請書：ＡＮＤＡ）に基づいて承認できることとなった。

それまでジェネリック会社はブランド薬と同様な臨床試験を要求されるため、膨大な経費と時間をかけなければジェネリック薬の承認は得られなかった。また、たとえそれによって承認を得たとしても販売で開発経費を回収できる保証はなかった。そのため、ＮＤＡの提出によってジェネリック版の承認を得る企業は少なく、先発薬の市場は安定的であった。ＮＤＡ承認のジェネリック薬は毎年、数品目程度であり、ブランド薬と同じ効果をもつ安価な後発薬を患者へ迅速に提供することは望むべくもなかった。しかし、医療費に占める薬剤費の割合は高く、患者の負担だけでなく、公的医療保険の負担も膨張し、国の医療財政がひっ迫してきたことによって薬剤費の負担を減らすことが重要な課題となった。

その薬剤費軽減の役割を期待されたのがジェネリック薬であった。それに加えて、１つのブランド薬について承認された多数の同じジェネリック版同士が市場で激しく競争するので、一層の薬剤価格の低下が期待できるというわけである。

◇ジェネリック薬審査と承認を担当する組織
～２００人を超える承認審査スタッフ～

ブランド薬のＮＤＡ審査と承認はＣＤＥＲの「新薬部」（ＯＮＤ）に属する医薬品評価Ⅰ～Ⅳ部の各部門が担当するが、ジェネリック薬の審査と承認はそれとは別の組織の「薬剤科学部」（ＯＰＳ）に属する「ジェネリック薬部」（ＯＧＤ）が所管する。図11はＯＰＳ、そして図12はＯＧＤの組織図である。

ＯＧＤは医師、薬剤師、その他の科学者や支援スタッフなど２３０人以上を擁し、ジェネリック薬の品質や安全性、有効性、それに生物学的同等性の保証に対して責任をもつ。

図11　薬剤科学部(OPS)の組織

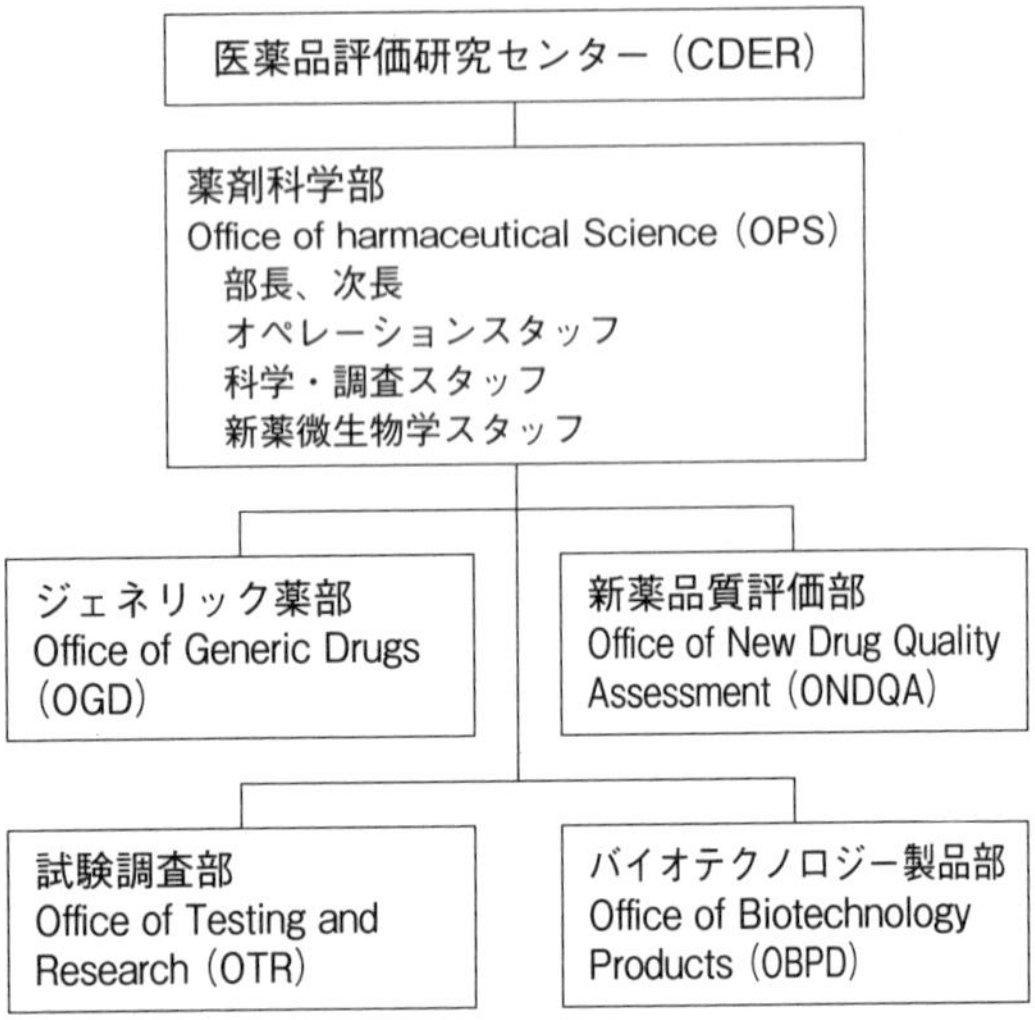

　ジェネリック薬は、同一性、力価、品質、純度、効力などに関してＦＤＡが定める基準に適合しなければ承認されない。また、対するブランド薬（参照リスト薬）と同じに機能することが、生物学的同等性データによって保証されなければならない。同等性の保証は、ブランド薬とジェネリック薬とが同じ治療結果をもたらすと結論するための重要な要件である。なお、ジェネリック薬に対して生物学的同等性を比較するときの標準薬（先発薬であるブランド薬）を参照リスト薬（Reference Listed Drug：RLD）と呼ばれ、オレンジブックに掲載される。オレンジブックは、ＦＤＡが承認した医薬品の治療的同等性の評価や特許情報を含む「治療同等性評価による承認薬」と題する刊行物である。

図12　ジェネリック薬部（OGD）の組織

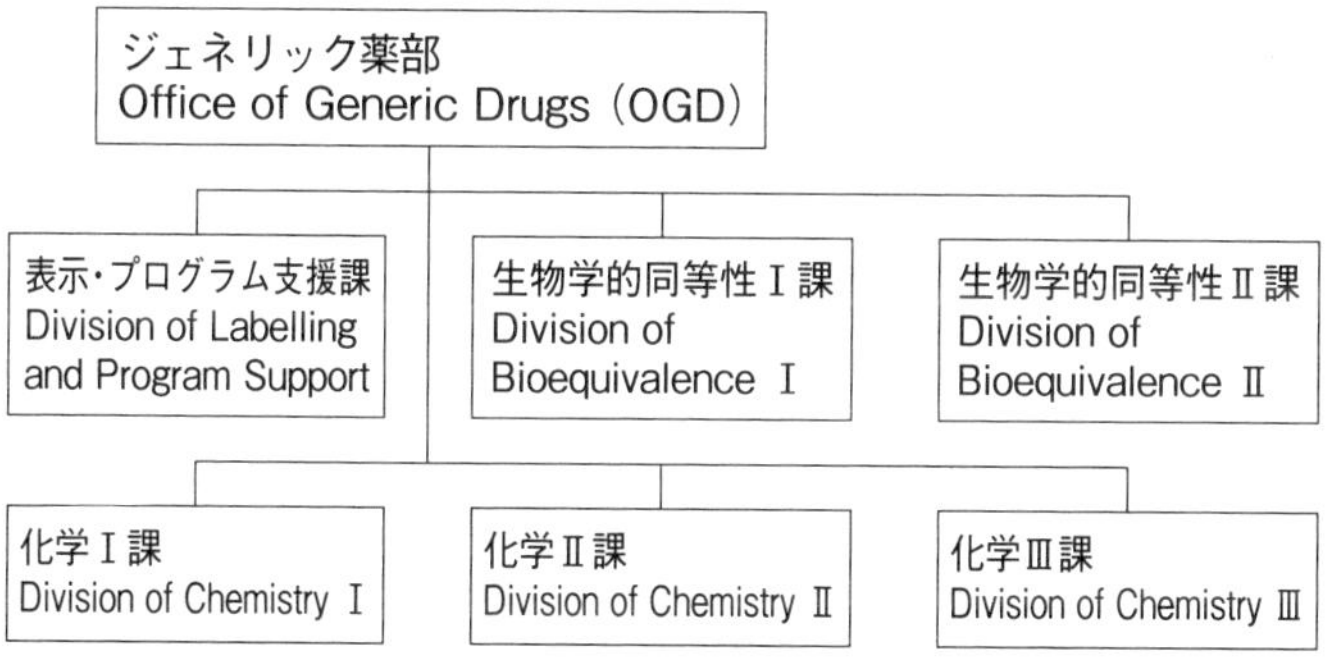

また、すべてのジェネリック薬の製造、包装、それに試験はブランド薬のそれと同じ品質基準に合格し、製品はブランド薬と同じ規格に適合しなければならない。

特許権保護期間が過ぎたブランド薬が次第に増加してきたことで、ＡＮＤＡの提出数は最近急激に増えている。ＦＤＡはこの増加に対応してＯＧＤにおける審査体制の強化を進めている。

その一つの対策は２００７年のジェネリック薬の承認プロセスの簡素化計画（ＧＩＶＥ）である。その中には特定のＡＮＤＡの審査の順番を変える方法が含まれる。ＡＮＤＡ提出時点で参照リスト薬に関して特許や独占権保護が存在しない初のジェネリック薬であることを確認してから審査を早める。これによって市場にまだ存在しないジェネリック薬を早急に消費者へ提供できることになる。

ＯＧＤは治療カテゴリー別に化学審査を担当する３つの課をもつ。化学Ⅰ課、Ⅱ課、Ⅲ課である。各課は治療薬別に審査チームをもつ。別に生物学的同等性の審査を担当する課が２つあり、Ｉ課はチーム２、４、６、８、10の５チーム、Ⅱ課はチーム１、３、５、７、９の５チームで構成される。生物学的同等性は、化学課チームが担当する治療薬別に担当チームが割当てられる。表示・プログラム支援課（ＤＭＰＳ）は、微生物学に関する３つの審査チームをもち、必要に応じてジェネリック薬の評価に加わる。

○化学Ｉ課

チーム１　抗高血圧薬、ＡＣＥ阻害薬、アンジオテンシンⅡ受容体拮抗薬、血管拡張薬・プロスタグランジン、放射性医薬品、放射線不透過剤（造影剤）、非ステロイド抗炎症薬（ＮＳＡＩＤＳ）。

生物学的同等性の評価は生物学的同等性Ｉ課チーム２が担当。

チーム２　腫瘍薬、新生物ホルモン剤、免疫調節薬、吸入副腎皮質ホルモン、呼吸器薬、抗喘息薬、充血除去薬、去痰薬・鎮咳薬。

生物学的同等性の評価は生物学的同等性Ｉ課チーム４と６が担当。

チーム３　皮膚用薬、耳用薬、眼用薬、抗真菌薬（局所用）、キノロン系抗感染症薬、レチノイド製品。

生物学的同等性の評価は生物学的同等性Ⅰ課チーム２と10が担当。

チーム５　利尿薬、鎮静薬・睡眠薬、エストロゲン、抗感染症薬、抗真菌薬（全身用）、抗原虫薬、強迫神経症薬、良性前立腺疾患薬。

生物学的同等性の評価は生物学的同等性Ⅰ課チーム10が担当

○化学Ⅱ課

チーム７　抗潰瘍薬、腸運動抑制薬・鎮痙薬、抗コリン作用薬、食欲抑制薬、中枢神経系薬、双極性障害薬、繊維素溶解薬・血栓塞栓薬、胃腸診断薬、抗パーキンソン薬。
生物学的同等性の評価は生物学的同等性Ⅱ課チーム７が担当。
チーム８　*β*遮断薬、カルシウムチャネル遮断薬、抗不整脈薬、薬物乱用薬、血管拡張薬、配糖体。
生物学的同等性は生物学的同等性Ⅱ課チーム１が担当
チーム９　抗ウイルス薬、非麻薬性鎮痛薬、麻薬性鎮痛薬、麻薬拮抗薬・麻薬作動薬、片頭痛薬、抗真菌薬（全身性）。
生物学的同等性の評価は生物学的同等性Ⅱ課チーム５が担当。
チーム10　抗うつ薬、注意欠陥多動性障害（ＡＤＨＤ）薬、ニコチン・抗ニコチン薬、凝固薬・抗凝固薬。

生物学的同等性の評価は生物学的同等性Ⅱ課チーム3が担当。

○化学Ⅲ課

チーム4　抗精神病薬、ビタミン、抗ヒスタミン・咳製剤、筋弛緩薬、経口避妊薬、男性ホルモン・蛋白同化ステロイド、歯科用薬。

生物学的同等性の評価は生物学的同等性Ⅰ課チーム4が担当。

チーム6　抗生物質、抗真菌薬（発酵由来）、抗腫瘍性抗生物質（同）、免疫抑制薬（同）。

生物学的同等性の評価は生物学的同等性Ⅱ課チーム3と7が担当。

チーム11　アルツハイマー病薬、抗痙攣薬、抗結核薬、眼用抗生物質、低血糖・高血糖薬、性機能不全薬。

生物学的同等性の評価は生物学的同等性Ⅱ課チーム1と5が担当。

チーム12　抗不安薬、抗アルコール依存症薬、カリウム塩、コレステロール降下薬、外科用薬、麻酔薬、抗マラリア薬、大量非経口剤、栄養剤・アミノ酸。

生物学的同等性の評価は生物学的同等性Ⅰ課チーム4と5が担当。

◇ＯＧＤにおける審査

～ＡＮＤＡ受理から承認までのプロセス～

ジェネリック薬の販売を計画する会社は、ＡＮＤＡをＦＤＡに提出してその承認をうけなければならない。ＮＤＡで必要とされる動物試験とヒト臨床試験データに代わって、ＡＮＤＡでは参照リスト薬（ブランド薬）と生物学的に同等であることを証明する比較試験データが求められる。

表６はブランド薬申請書（ＮＤＡ）とジェネリック薬申請書（ＡＮＤＡ）にそれぞれ含めることが要求される情報や試験データの比較である。ＡＮＤＡに含めることが要求される情報の中で、特に重要なのがジェネリック製品と参照リスト薬との血中濃度を比較する「生物学的同等性」試験データと保存期間設定の根拠となる「安定性」試験データである。

ジェネリック薬の申請手続や申請書の様式と内容、特許証明、変更申請、市販後報告などの要件は「新薬販売に対するＦＤＡ承認申請書」と題する規則（21 CFR 314）の「簡略申請書」（314.92～99）で定められる。また、ＡＮＤＡに対するＦＤＡの行政措置も同規則314.100～170で規定される。

「簡略申請書の内容とフォーマット」（21 CFR 314.94）では、申請書に対するすべての修正や追加の規定が含まれ、それは「簡略抗生物質申請書」（ＡＡＤＡ）にも適用される。

表６　NDAとANDAの審査項目の比較

NDAの審査項目	ANDAの審査項目
1. 化学	1. 化学
2. 製造	2. 製造
3. 管理	3. 管理
4. 表示	4. 表示
5. 試験	5. 試験
6. 動物研究	6. 生物学的同等性
7. 臨床研究	――
8. 生物学的利用性	――

ジェネリック薬のＦＤＡ承認をうけることを望む会社（申請者）はＡＮＤＡをＣＤＥＲのＯＧＤへ提出する。また、すでに承認をうけたＡＮＤＡの一部を追加・変更しようとする会社はＡＮＤＡ変更申請書をＯＧＤへ提出する。

図13はＡＮＤＡ提出から審査を経てジェネリック薬が承認されるまでの流れ図である。

ＡＮＤＡは、「新薬、バイオロジックまたは抗生剤の販売申請書」と題するＦＤＡ様式３５６ｈが用いられる。申請者がこの様式で記載しなければならない主な項目は次の通りである。

申請者情報：申請者（会社）の氏名と住所・電話番号・ファックス番号、提出年月日、代表者の氏名と住所

製品記述：確定名、専有名、化学名、剤形、力価、投与経路、適応

申請書情報：

・申請書のタイプ（ＮＤＡまたはＡＮＤＡの別）

図13　ANDA 審査の流れ

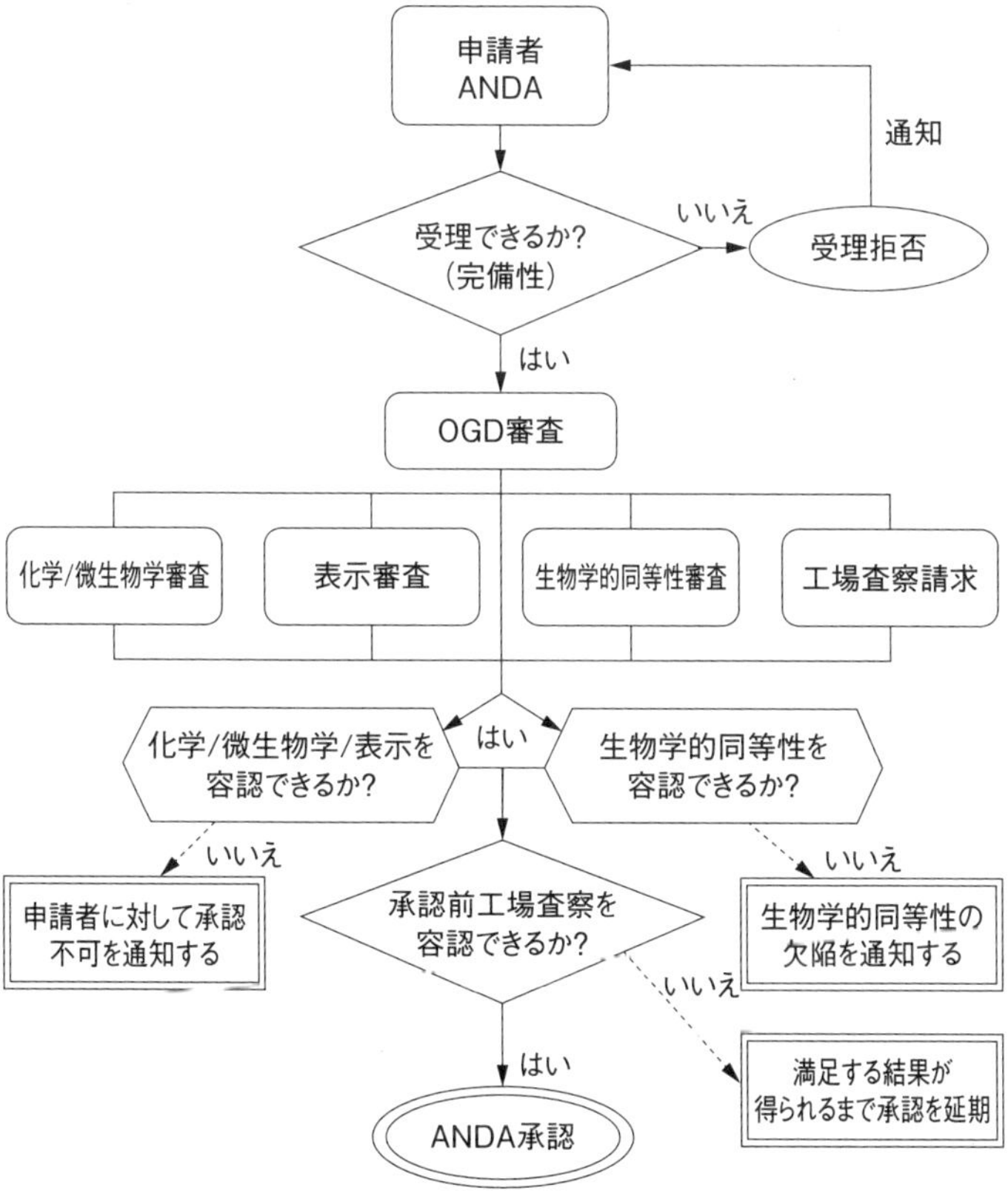
申請者
ANDA
通知
受理できるか?
(完備性)
いいえ
受理拒否
はい
OGD審査
化学/微生物学審査
表示審査
生物学的同等性審査
工場査察請求
化学/微生物学/表示を
容認できるか?
はい
生物学的同等性を
容認できるか?
いいえ
申請者に対して承認
不可を通知する
承認前工場査察を
容認できるか?
いいえ
生物学的同等性の
欠陥を通知する
いいえ
はい
満足する結果が
得られるまで承認を延期
ANDA承認

・ＡＮＤＡの場合、提出書類の根拠である参照リスト薬の確認
・提出書類のタイプ（オリジナル、前申請書の変更、表示変更、化学的製造・管理変更、効能変更、その他など）
・提出の理由
・販売状態（処方せん薬、ＯＴＣ薬の別）

また、ＡＮＤＡには次の項目の情報や資料も要求される。
表紙、提出書類の行政根拠（ＡＮＤＡ）、表示、化学、ヒト薬物動態（生物学的同等性）、ケースレポート表、ケースレポート・フォーム、患者証明、除外証明、フィールドコピー証明、金銭的情報、その他

〈ＡＮＤＡの受理審査〉

図13で示されるように、会社（申請者）からＯＧＤへ提出されるＡＮＤＡは、ＦＤＡが必要とする情報や資料をすべて完備しているかどうか、ＯＧＤのプロジェクト・マネージャーによって審査される。ＡＮＤＡが所定の構成要素を満たすと判断されると、受理されて受理通知が申請者に送られる。もし、ＡＮＤＡの構成要素に欠落がみつかれば、それが指摘されると同時に申請者に受理拒否の通知が送られる。この場合、当該のＡＮＤＡ審査は構成要素が完備するまで開始さ

れない。

ANDA受理前の審査ではチェックリストが用いられる。このチェックリスト（ANDA Filing Checklist）は行政情報、要旨、医薬成分（活性成分）および医薬製品、それに臨床研究報告書の構成部分（モジュール）に分かれ、受理審査の際、それぞれの項目についてチェックが行われる。

行政的情報としてチェックされる項目は次のような情報である。

・金銭証明や特許情報はあるか
・使用条件や活性成分などについてジェネリック薬と参照リスト薬との比較データはあるか
・要旨には、品質全体の要旨や生物学的同等性データをまとめた表はあるか
・製品の記述や組成、あるいはバリデーションデータ、さらに規格や分析法、バッチ分析など各種の情報を含むか、など該当する項目がチェックされる。

臨床研究報告書のチェックリストには次のような項目がある。

・臨床研究のリスト表
・生物学的利用性／生物学的同等性
　1　製剤データ
(a)　すべての力価比較（複数力価の比例性）

(b)　非経口、眼用、耳用、局所用

２　生物学的同等性研究に用いる製品のロット番号と力価

３　研究の種類：体内薬物動態研究（次の該当する研究種類へと続く）

(1)　比較生物学的利用性／生物学的同等性研究報告書

①　研究は生物学的利用性基準（80～１２５の信頼区間、C$_{max}$、ＡＵＣ）に適合する。

②　生物学的同等性要旨の表：研究情報（表10）、脱落情報（表12）、プロトコール逸脱（表13）

(2)　体外・体内相関の研究報告書

生物学的同等性要旨の表：製品情報（表11）、食事生物学的同等性研究に用いられる食事組成（表16）

(3)　生物分析法とヒト研究分析法の報告書

生物学的同等性要旨の表：研究サンプルの再分析（表９）、生物学的同等性サンプル分析の標準曲線とＱＣデータの要旨（表14）、研究サンプルの繰り返し生物分析に対応する標準作業手順（ＳＯＰ）（表15）

４　参考文献

〈承認審査〉

ＯＧＤの受理審査を通過したＡＮＤＡに対して担当チームによる承認審査が始まる。まず、治療カテゴリーに対応して化学Ⅰ課、Ⅱ課またはⅢ課による化学審査をうける。生物学的同等性は生物学的同等性Ⅰ課またはⅡ課によって審査される。抗菌薬など微生物に関するデータは微生物審査チームの参加によって評価される。これらの審査に加えて、表示審査や生物学的審査が実施される。さらに、ＧＭＰに関する工場査察がＯＧＤからの要請に基づいてＣＤＥＲの「コンプライアンス部」（ＯＣ）によって実施される。

化学・微生物学審査

化学・微生物学審査は、申請書記載の管理条件のもとで製造したときに申請のジェネリック製品が再現できるかどうかを確認するためのものである。申請書の製造手順、原材料の規格と管理、殺菌プロセス、容器と密封システム、それに加速温度と室温における安定性などに関するデータが審査される。

表示審査

表示審査は、製造業者や流通業者、未解決の販売独占権問題、錠剤の大きさや形状、色彩など当該ジェネリック製品に特有の性質以外の、添付文書、容器、包装ラベル、患者情報などの表示案が参照リスト薬のそれと同一であることを確認するため行なわれる。またこの審査は、音声が似たり、外見が類似するような名称の紛らわしさ、あるいは力価や成分名の表示の読みにくさなど、投薬過誤の原因となる可能性のある問題を見つけることも目的である。

生物学的同等性審査

この審査はジェネリック薬の活性成分の吸収速度と量が、参照リスト薬のそれと比較することによって設定限度内に入ることを証明するプロセスである。

ＦＤＡはジェネリック薬が参照リスト薬と生物学的に同等であることを確認するため詳細な情報を申請者から求める。ＦＤＡは体内生物学的利用性または生物学的同等性がわかり切った特定の製品について、製品の生物学的利用性の体内測定または生物学的同等性の測定で得られる証拠の提出要件を適用除外としなければならない。製品の体内利用性または生物学的同等性をわかり切ったとみなすことができるとする根拠は、製品が次のような基準の一つに適合する場合である。

①　注射や眼用または耳用液剤による投与だけを意図する非経口剤であって、参照リスト薬と同じ濃度の活性成分と不活性成分を含む。

②　吸入麻酔剤のように吸入によって投与され、参照リスト薬と同じ濃度の活性成分と不活性成分を含む。

③　皮膚塗布用液剤、経口液剤、エリキシル、シロップ、チンキ、エアゾール、噴霧剤、その他類似の可溶化剤製品で、参照リスト薬と同じ濃度の活性成分と不活性成分を含む。

④　体内データの代わりに体外で得られる証拠によって生物学的利用性または生物学的同等性を評価できる。

しかし、ほとんどの錠剤やカプセル剤はジェネリック薬と参照リスト薬について吸収速度と量とを比較する体内生物学的同等性データが必要とされる。製品によっては、臨床エンドポイントに基づく直接的な効果比較を求められることがある。

工場査察請求

ＡＮＤＡが受理されると、ＧＭＰ規則を順守して作業が実施されるかどうか判断するため、製品の製造施設、バルク薬の製造施設、外部試験施設、包装施設等の評価が行なわれる。ＡＮＤＡ申請者は、ＦＤＡの「コンプライアンス部」（ＯＣ）に施設評価の要求書類を送ることが求められる。施設評価要求書に記載される各施設は個々に評価され、さらに全体の評価が決定される。また、ＯＣは申請書のデータの完備性を保証するため、承認前の製品特定のインスペクション（査察）を実施することができる。

化学・微生物学・表示の容認

申請書の化学、製造、管理、微生物学または表示の部分に欠陥があると、これらの欠陥はファックスで申請者に通知される。ファックスは申請者が欠陥に対応するための情報とデータを示し、また申請書の修正方法について行政的な指示を与える内容である。このような項目が容認できると判断すれば、そして同時に承認前査察と申請書の生物学的同等性の部分を容認できると判断すれば、申請書は承認に向かって動く。すべての審査分野について、ＯＧＤレベルの行政的な承認審査をうけてからそれ以上の欠陥が指摘されない限り、申請書は承認される。

承認前査察の容認

コンプライアンス部は承認前査察にもとづいて適正な勧告を承認の前に出すことが求められる。承認前査察は申請書関連の製造工程について、製品固有の評価を行うとともにＧＭＰ順守の状態を判断する。不十分であると判断されれば、承認不可が通告される。このような場合、さらに再査察が行われて容認できるとの勧告が出されるまで承認は延期される。

ＡＮＤＡの承認

申請書のすべての項目が容認できると判断された場合、承認または暫定承認の通知が申請者へ出される。この通知は承認の条件を詳述するもので、承認の場合はＦＤＡ地域事務所の同意の上でジェネリック薬の販売が認められる。参照リスト薬に与えられた特許権または販売独占権が終了期限前であれば、申請者へ暫定承認通知が送られる。この通告は、申請されたジェネリック薬が暫定承認状態にあることを詳述したもので、参照リスト薬のすべての特許権や販売独占権の期限が過ぎて、新たにＦＤＡから正式な承認通知をうけるまでそのジェネリック薬は実際に販売できないことを知らせる内容である。暫定承認は、そのジェネリック薬の販売を直ちに認めるものではない。

◇暫定承認

～販売独占期間中であってもＡＮＤＡの暫定承認をうけることができる～

ＦＤＡは「暫定承認」を次のように説明する。

「ジェネリック薬が参照リスト薬に与えられる特許権または独占権の有効期間の終了前に承認を得る用意ができている場合、ＦＤＡは申請者へ暫定承認を通告する。暫定承認の通告にはその暫定承認に関する状態についての説明が含まれる。ジェネリック薬の最終的承認はすべての特許権または独占権が解決されるまで与えられない。暫定承認は申請者がジェネリック製品を販売することを認めるものではない」

別な言い方をすれば、暫定承認はジェネリック製品が製造管理や品質、それに安全性と有効性に関するＦＤＡ要件のすべてに適合する場合、「参照リスト薬」（ブランド薬）の特許や独占権の有効期間中にジェネリック申請者へ与えられるＦＤＡからの暫定的な承認通知のことである。それは最終的な承認を意味するものではない。

暫定承認をうけたジェネリック薬は関連するすべての特許または独占権が解決してから正式な

図14　ジェネリック薬の暫定承認数の年次別推移

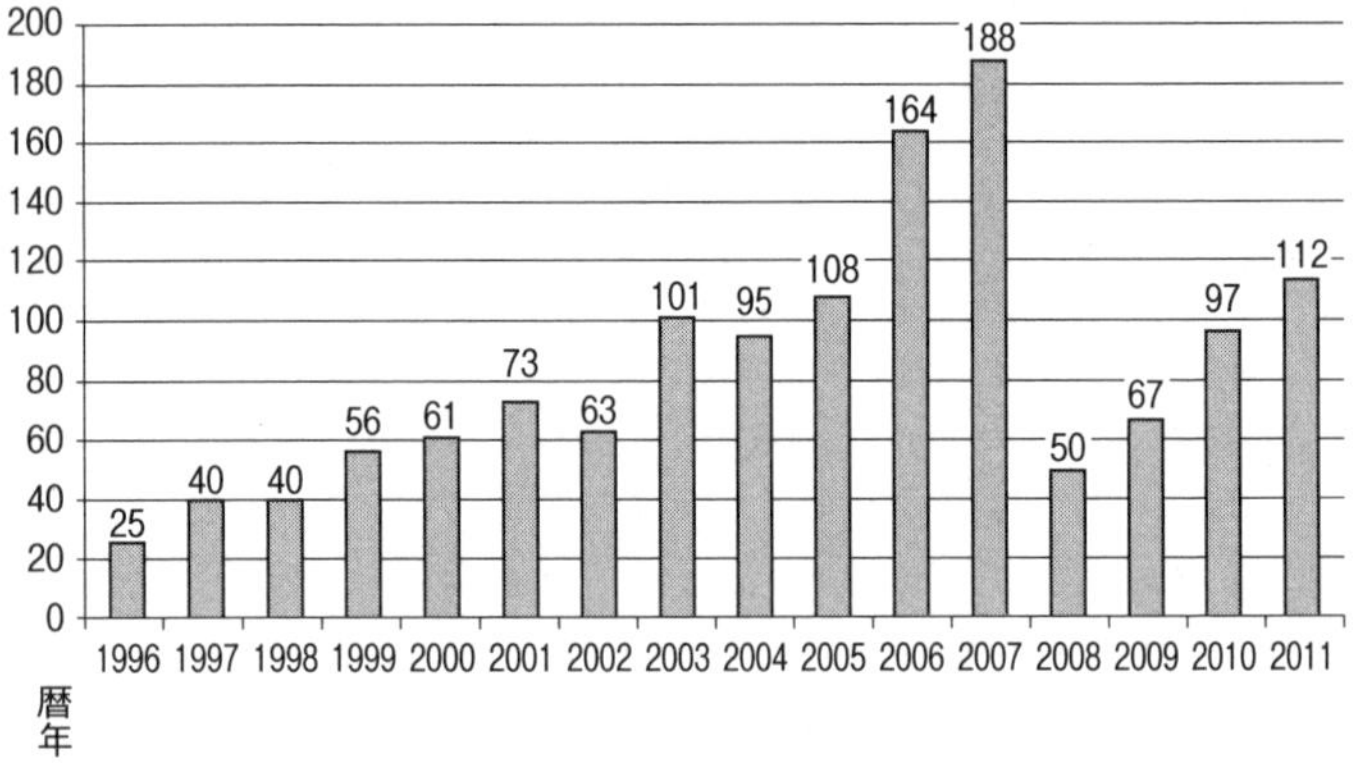

販売承認を与えられることになるが、この方針はブランド薬の販売独占権が終了してから初めてＡＮＤＡ審査が始められることに比べて、ジェネリック薬の承認時期を大幅に早めることができる。

２００３年、当時のブッシュ大統領が発表したエイズ撲滅緊急計画（ＰＥＰＦＡＲ）のもとに実施された発展途上国に対するエイズ治療薬援助計画において、暫定承認システムが重要な役割を演じた。その治療薬援助計画は、米国で特許権保護のもとにある先発エイズ薬のジェネリック版の承認申請に対して暫定承認を与え、それらの薬を世界の貧しい国々の患者にできるだけ安く提供するというものである。米国では、暫定承認をうけたジェネリック薬は国内販売できないが、輸出先国政府が認めればそれを輸出することができる。エイズ薬を必要とする発展途上の国々は先進国の特許法に縛られることなく、米国政府の援助資金によって安価なジェネリック版を購入することができるようになった。

図14は１９９６年以降のジェネリック薬の暫定承認数の推移を示すグラフである。暫定承認数は２００７年まで増加の傾向にあったが、２００８年に急激な減少を示した。以後、再び増加の傾向を示しているが、過去の大幅な減少は特許切れブランド薬の減少と関係があると思える。

◇ブランド薬の特許情報

～オレンジブックへの収載～

ＡＮＤＡを承認する時点はブランド薬の特許の有効期限に左右される。新規医薬製品（ブランド薬）の承認申請者は、その製品に関する特許情報（有効成分特許、製剤特許、組成特許、用法特許）を申請書（ＮＤＡ）に含めることが求められる。工程（製造）特許は提出できない。

ＦＤＡはブランド薬が承認されると、その特許情報を開示しなければならない。規則21 CFR 314.94のもと、ＦＤＡはブランド薬の特許情報をオレンジブック（「承認医薬製品の治療的同等性評価」（Approved Drug Products with Therapeutic Equivalence Evaluations）と題するＦＤＡ刊行物）に掲載する。ただし、ＦＤＡはＮＤＡ申請者が提出する特許情報を独自に審査することはない。また、ＮＤＡ保有者によって特許情報が取消または修正されない限り、ＦＤＡはオレンジブックの特許情報を変更することはない。

ＡＮＤＡ申請者は法律に基づいて、ＦＤＡに対してブランド薬の特許との関係を示す証明書の提出が求められる（次項パラグラフⅠ～Ⅳ証明参照）。ブランド会社側から特許侵害訴訟が提起されると、ＡＮＤＡ承認は少なくとも30ヶ月間保留される。ＡＮＤＡ承認は、特許関係の証明プロセス、ＮＤＡ保有者や特許所有者の確認、45日待機期間、特許権侵害訴訟の可能性、30ヶ月の法的保留などの要素によって著しく遅れることがある。

特許権の交付や特許侵害は「特許法」の問題であって、ＦＤＡはそれに関する審査権限や機能をもっていない。また、評価能力もない。そのため、関係者に特許情報を知らせる目的で法的な特許記載を実施するだけである。その上で特許に関する紛争は、ジェネリック薬とブランド薬の関係者による私的な訴訟によって解決することになる。

ＦＤＡは医薬特許を審査すべきであるとの提案もかつてあった。しかし、たとえＦＤＡがその権限と知識を有していたとしても、このような審査を行なうことはむしろ、ＦＤＡとジェネリック会社やブランド会社との間の訴訟などで余計に混乱し、ジェネリックの承認がますます遅れることになるだけだと考えられた。かくして、ＦＤＡの特許審査はジェネリック薬の承認の迅速化になんの役にも立たないと結論づけられた。

◇特許侵害訴訟による30ヶ月間の承認保留
～ジェネリック会社へ特許証明の提出を要求～

ＡＮＤＡに特許関連情報を含めることは、承認の重要なプロセスである。ブランド会社からジェネリック会社に対して特許侵害訴訟が起こされると、当然、ジェネリック薬の承認は遅れる。規則21 CFR 314.94は、ＡＮＤＡ申請者に対してオレンジブックに収載されるブランド薬の特許証明を申請書に含めることを求める。この場合、ＡＮＤＡ申請者は、申請する製品とブランド薬（参照リスト薬）との特許関係が、次のいずれの状態にあるかを示さなければならない。

パラグラフⅠ証明：その特許情報はＦＤＡに提出されていない。
パラグラフⅡ証明：その特許期間は終了した。
パラグラフⅢ証明：その特許期間は特定の日に終了する。
パラグラフⅣ証明：その特許は無効か施行不能、あるいはＡＮＤＡ製品の製造、使用、販売によって侵害されない。

パラグラフⅠとⅡの証明は、ＡＮＤＡ申請書の他の点で問題がなければ、直ちに承認できる。パラグラフⅢの場合は、その特定の終了日がくれば承認可能となる。しかし、パラグラフⅣの証明は、記載される特許が有効かどうか、またはそれがジェネリック製品によって侵害されるかどうか、あるいは特許終了前にこれらいずれかの問題に対して法廷から判断が出るかどうか、まず、それが問題となる。

現行規則によれば、パラグラフⅣの特許証明を提出するANDA申請者は、ブランド薬の特許所有者とNDA保有者に対して、その特許に対する異議申し立てと申し立て特許を含むANDA提出を行なうことを通告しなければならない。この通告には、その特許は無効であるとか、その特許は侵害されていないとか、事実や法的根拠の詳細な記述を含まなければならない。

特許権に関して主張するANDA申請者が、そのジェネリック薬をブランド薬の特許期限切れ前に販売しようとする場合、侵害行為とみなされ、パラグラフⅣを含むANDA申請者は特許侵害訴訟を起こされる可能性がある。

NDA保有者または特許権所有者が、ANDA申請者から通告の45日以内に特許侵害訴訟を起こせば、そのANDAには通告の日から少なくとも30ヶ月間、最終承認が与えられない。この30ヶ月の期間は、訴訟が判決に達しない場合、延長される。また、裁判所はこの訴訟を迅速に処理することについて双方の関係者から合理的な協力が得られない場合、その期間をFDC法のもとで修正することができる。

かつてFDAが発表した、ある古い報告によれば、パラグラフⅣ証明を含む442件のANDAのうち、複数回の30ヶ月停止をうけたANDAが17件あった。それはこの特許挑戦のAND

Ａ全体の３・８％に相当した。

◇初承認ジェネリック薬に与えられる１８０日間の販売独占権
～初ジェネリック版の承認は１つとは限らない～

ブランド薬に対する最初のジェネリック版の承認を得た会社は、そのジェネリック版について１８０日間の販売独占権が与えられる。１８０日間の販売独占権はパラグラフⅣ証明を含むＡＮＤＡ承認薬に限って与えられものである。それはパラグラフⅣ証明を提出して承認を得ようとする最初のジェネリック版の申請者に対して、ブランド会社から起こされる特許侵害訴訟のリスクを背負わなければならないという負担の代償あるいは特典としての意味をもつ。

しかし、ＡＮＤＡ申請者が特許侵害訴訟に負けたことで、パラグラフⅣ証明からパラグラフⅢ証明（特許は特定の日に期限切れ）に変更すれば、そのＡＮＤＡ承認薬は販売独占権の資格を失う。

初ジェネリック薬に対して与えられる１８０日間の販売独占権は、そのジェネリック薬の商業的販売を開始する日か、または法廷が特許の無効判決を出した日か、いずれか早い日から発効する。ＡＮＤＡ申請者は控訴審が特許の侵害またはその有効性を最終的に判決するまでジェネリッ

図14　ブランド薬の初ジェネリック版の承認数

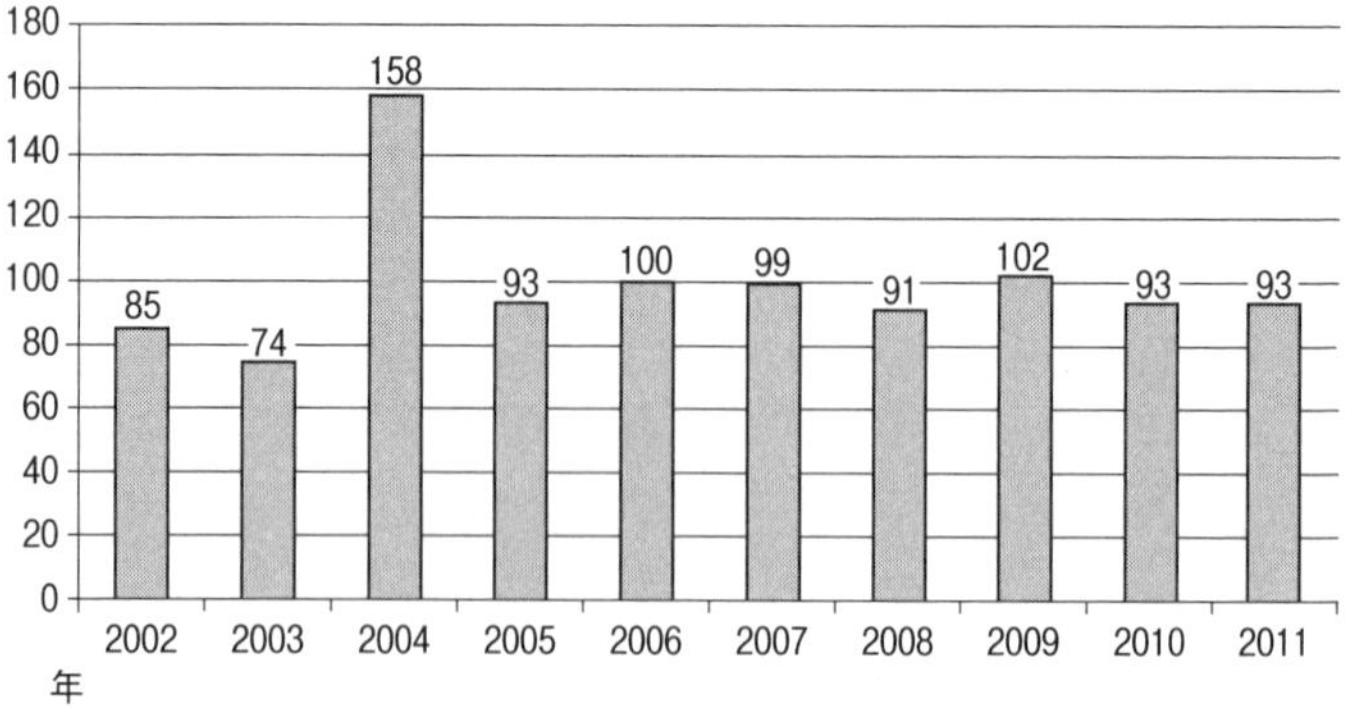

ク薬の販売開始を待つことができる。

ブランド薬の特許期間が終了する度にＡＮＤＡで承認されるジェネリック薬の種類は次第に増えてきた。そして販売額も上昇した。１９９０年代、ジェネリック薬の全処方せんに占める割合（処方率）は20％にも満たなかったが、現在では69％に達するという。

図14は２００２年以降のブランド薬の初ジェネリック版の承認数を示すグラフである。初承認のジェネリック薬は必ずしも１つに限られない。複数のＡＮＤＡが同じ日に受理されて、しかも審査によって同時に承認されることも多い。この場合、同時承認されるすべてのジェネリック薬が初とみなされ、それらすべてに１８０日間の販売独占権が与えられる。多いときは10から20、あるいはそれ以上のＡＮＤＡが初ジェネリック薬として同時に承認されることもある。

初ジェネリック薬の承認後に遅れて承認されるほかのジ

ェネリック薬は180日の販売独占権を付与されない。市場に現れる初ジェネリック薬とこれら遅れて承認されるジェネリック薬の総数は通常、非常に多い。たとえば、初ジェネリック薬の承認数が158件ともっとも多かった2004年では、180日販売独占権の資格が与えられなかった後承認のジェネリック薬も380品目ある。

ジェネリック薬の承認数の増減は当然、その年のブランド薬の特許期限切れと関連することはいうまでもない。

ANDA制度が始まった1984年から今日まで、ジェネリック薬の承認傾向を2つの時期に区分することができる。第Ⅰ期は1984年から2003年までの20年間、そして第Ⅱ期は2004年から今日までである。

1984年から1993年までの第Ⅰ期の前半といえる10年間はジェネリック薬の承認数が平均して年間250件程度であった。そして、後半の1994年から2003年までの10年間の承認数は前半に比べて毎年、多少の増加がみられる。第Ⅰ期全体でみると、年間当たりのジェネリック薬承認数は260程度といえる。このように全体的にあまり変化がなかった背景には1980年から1990年にかけて開発された多くの新薬の特許保護がまだ続いていたことがある。

しかし、第Ⅱ期の2004年以降、多くのブランド薬の特許有効期間が過ぎるにつれて、ジェネリック薬の承認数は毎年300を超えるほどの伸びを示すようになった。2007～09年では、

400台に乗るほどの活気を呈した。

この第Ⅱ期のジェネリック薬の成長もどうやら長くは続かないかもしれない。図8によれば今のところ2010年を除いて承認数は400台を保っているので、心配はないともいえるが、いずれ将来市場にある特許医薬品の数が減少すればそんな不安が現実のものとなる。

〈同じ日に提出される複数の初ANDAの取り扱い〉

2003年7月にFDAが公示した「複数のANDAが同日に提出されるときの180日独占権」と題する業界向けのガイダンスは、複数の会社が同じ日に一斉に初ANDAを提出するときの初ジェネリック薬の決め方を次のように解説する。

同じ日に提出され、特許に対するパラグラフⅣ証明を含むすべてのANDAは、その前日までに同じ製品で同じ特許に対するパラグラフⅣ証明を含むANDAの提出がない限り、180日独占権に関して同時刻に提出されたものとして処理される。

また、同じ日に提出される書類はその同じ日に提出される別の特許異議より以前に提出されたものとはみなされない。提出要件を満たすすべての申請者は初の申請者とみなされる。

FDAは販売独占期間中に別な申請者の初ANDAを承認することができるが、通常のANDA（パラグラフⅠ～Ⅲ証明のANDA）は承認しない。独占権が発効した後で初ANDAの承認をうけた申請者は、残りの独占期間を共有することになる。

1つのブランド薬の初ジェネリック版は、複数の会社から申請されることが多い。それは、同じ日に多数の会社が180日独占販売権を目指して申請書を提出するためである。FDAにしてみれば、同じ多数の初ジェネリック薬が一挙に承認される方が1つだけの初ジェネリック薬承認のときと比べて、売り出しから販売価格の急激な低下が期待できる。初ジェネリック薬として180日間の販売独占権を得たある会社が同じ独占権を得た他社よりも早く販売を開始すると、発売の遅い会社の初ジェネリック薬は遅れただけ独占期間が短くなる。

ジェネリック会社はブランド薬の特許権がいつ切れるか、その日を目標に早くからANDA提出のスケジュールを立てなければならない。また、ジェネリック会社はFDAの暫定承認システムを利用することによって、特許期間終了と同時にジェネリック版の販売承認と180日販売独占権を得ることができる。

〈ブランド薬の動向〉

特許期限切れのブランド薬の数は2010年をピークに下がるのではないかとみられる。世界の大規模製薬会社の画期的新薬の開発が低迷すれば、将来の医薬品市場はジェネリック薬で溢れかえるのではないかと大袈裟に想像する。安価なジェネリック薬の利用が早まるのは患者にとっ

図15　新分子成分と新バイオロジクスの承認数の年次別推移

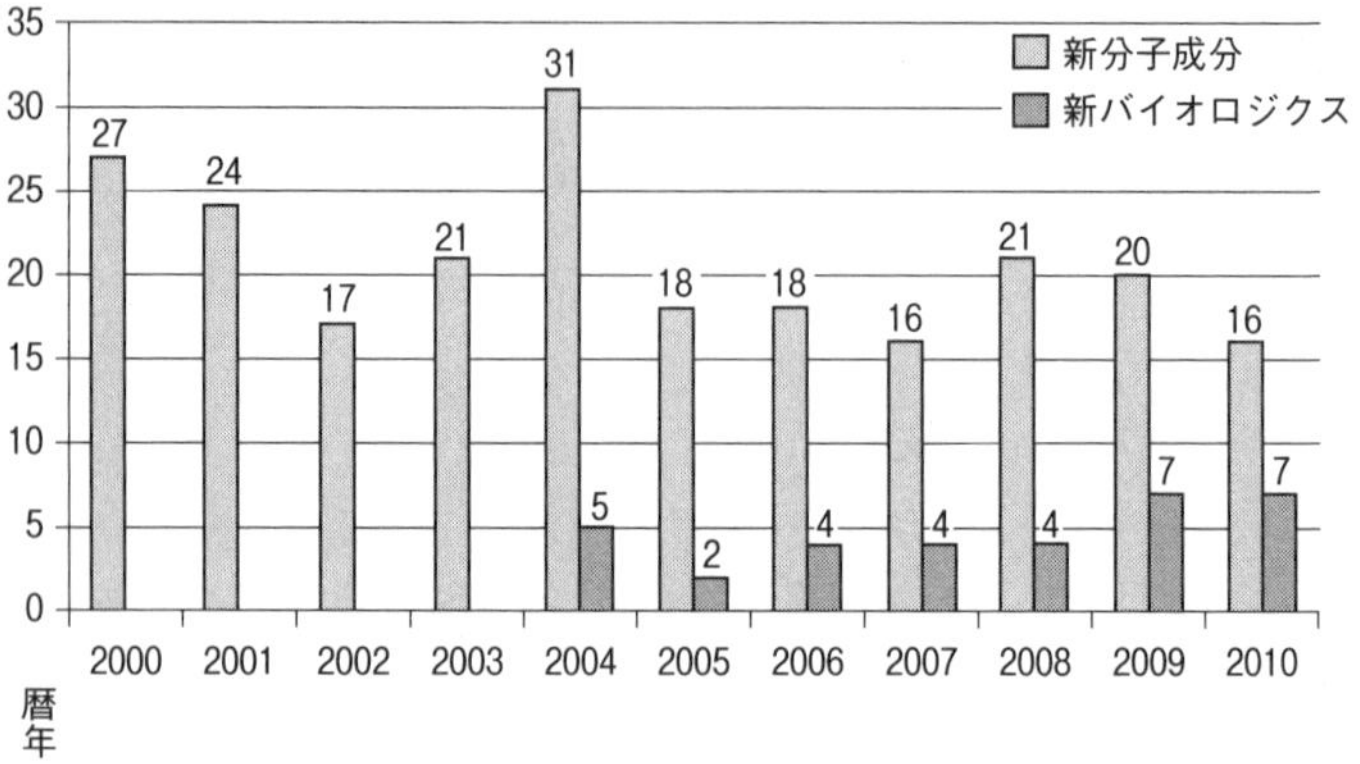

ても嬉しいことだが、新分子成分（ＮＭＥ）のＮＤＡ提出数が次第に少なくなってくることは重要な病気の治療に不安を覚える（図15）。この傾向はジェネリック薬業界に対しても悪い影響を与える。ブランド薬の承認数が減少すれば、将来安価なジェネリック版も減少することになるからである。

　市場にあるブランド薬の特許有効期間中に、あるいは特許期限が過ぎてから、ジェネリック版の承認を求めてＡＮＤＡがＦＤＡへ提出される。最初のＡＮＤＡ（初ジェネリック薬申請書）は特許保護期間終了後、迅速に承認される。ジェネリック薬が市場に出現すると、それまで市場を独占してきたブランド薬の売上額がたちまち激減することになる。たとえが適切でないかもしれないが、それまで一人っ子で何不自由なく育てられていた子供に次々と弟や妹が生まれてくるようなもので、親の愛情を独占できなくなる。

これまで膨大な販売額を誇ってきた世界的ブランド薬は特許期限切れによってジェネリック薬で溢れかえる自由競争の中に巻き込まれる、それは、売上額を大きく減らす結果となる。毎年、特許期間が終了するブランド薬の数は平均して約10程度といわれる。１９９０年代には、世界の販売額のトップクラスを占めていたブランド製品のザンタック（抗潰瘍薬）やロゲイン（発毛薬）、それにタキソール（抗癌薬）などは、数多くのジェネリック版に襲われた。最近の例ではアストラゼネカが１９９５年12月に承認を得た、閉経後の女性の乳癌に適応するアリミデックス錠（アナストロゾール）がある。この初ジェネリック版は２０１０年6月、12社が承認をうけた。この中には、テバ、サンド、マイラン、ロキサンなど有名なジェネリック会社が含まれる。１８０日の販売独占権はこれらすべてのジェネリック会社に与えられた。

これだけ初ジェネリック版が多いと、独占販売権のメリットも非常に少なくなると思われる。ジェネリック会社の競争は凄まじいばかりである。

◇日本の後発薬承認要件
～ＰＭＤＡにおける審査～

我が国における医薬品行政はいうまでもなく、厚生労働省の医薬食品局が担当する。その指示のもとに、独立行政法人医薬品医療機器総合機構（ＰＭＤＡ）が医薬品および医療機器の承認審査、ＧＭＰ査察、それに安全対策など薬事法で規定される国の責務の一部を実施する。ＰＭＤＡの医薬品関連業務を知りたい方は市販されている他の専門書をご覧いただくとして、ここではＦＤＡシステムと比較して、多少、気になることを指摘しておきたい。

『医薬品承認申請ガイドブック２０１１～12』（薬事日報社）によれば、後発薬の承認申請者は次の「承認申請要件」を満たしていることを確認の上申請することとされている。

①　先発医薬品の再審査期間が終了していること。
②　先発医薬品と同等の品質、生物学的同等性が確保されていること。すなわち、先発医薬品と同一の有効成分およびその含量、用法および用量、効能または効果、同等以上の貯蔵方法および有効期間、品質管理のための規格および試験方法が規定されており、生物学的同等性を有するものである。
③　効能・効果（有効性および安全性）に係る再評価の指定中でないこと。

また、後発薬の主な「承認要件」として次のことが示されている。

①　先発医薬品の再審査期間満了後に申請されたもの。
②　先発医薬品と同等の品質、有効性、安全性が確保されていること（科学的に妥当な検証方法を用いて、十分な評価が行なわれており、申請資料（データ）に信頼性が求められる。ま

た、適切に製造工程を管理しなければならない)。

③　先発医薬品の代替品として使用できること。先発医薬品が有している規格と同一のラインナップを取り揃える。なお、承認取得後は、医療機関等への安定供給が可能であることが必要。

④　先発医薬品とは異なる剤形や規格違いの製剤は、医療上の必要性および有用性が認められること。

⑤　医療事故防止のための方策が適切に講じられていること。

⑥　物質特許等に抵触していないこと。

承認要件①の「再審査期間満了後」という言葉がひっかかる。ジェネリック薬を「販売独占期間終了後」に承認するのがＦＤＡのシステムであるが、何故、日本は特許期間の回復(または延長)でなくて、わざわざ再審査期間という制度により後発薬の申請書提出を遅らせるようにしたのだろうか。それなりの理屈は想像できる。特許は経済産業省(元通商産業省)の特許庁の行政範囲であるため、厚労省が審査を介して特許法に首を突っ込むようなことができなかった、あるいは特許庁が開発の遅れを回復する特許期間の延長を認めなかったなど、いろいろなことが考えられる。いずれにしても役所の縄張り根性が背景にあったと推察される。また一方で、どんな形にせよ、先発薬の販売独占期間の延長に対する業界の働きかけがあったことは間違いないだろう。

しかし、私見であるが、再審査の意味をどのように法的に定義しようとも、医薬品は市販後、恒常的に副作用や有効性の評価が市場で評価されているので実際的な再審査は空洞化せざるをえないのではなかろうか。

承認要件③後段の「先発医薬品が有している規格と同一のラインナップを取り揃える」は、フルライン規格の要件である。フルライン規格は２００８年から薬価基準に収載される後発薬に対して要求されるようになった（この要件はその後いったん廃止されまた復活した）。先発会社の言い分を行政が認めた最悪の事例である。

後発薬は先発薬と同一の成分を含み、同じ剤形であることを要求するのは当然であるが、薬価基準にそのすべての規格単位の収載を希望するかどうかは申請会社の自由でなければならない。会社が売れない規格品の製造を強いられて、その結果、それらは在庫のまま有効期限がきて廃棄されるような状態は資源の無駄使いである。絶対避けなければならない。行政当局がフルライン規格の方針を打ち出してから3年を経過した。後発薬の有効期間は普通3年なので、一度、在庫に関する実態調査をしてみたらどうだろうか。

昔は雨後の筍のごとくゾロゾロと承認申請書が出てくる後発薬を抑えようとした行政側は、今では逆に公費を使ってまで後発薬の普及を奨励する。それでも後発薬への関心のない専門病院は多い。しかし、医療機関全体の使用はすこしずつ増えてきた。その一方で行政は、先発薬に再審

図16　後発薬審査の流れ（PMDA）

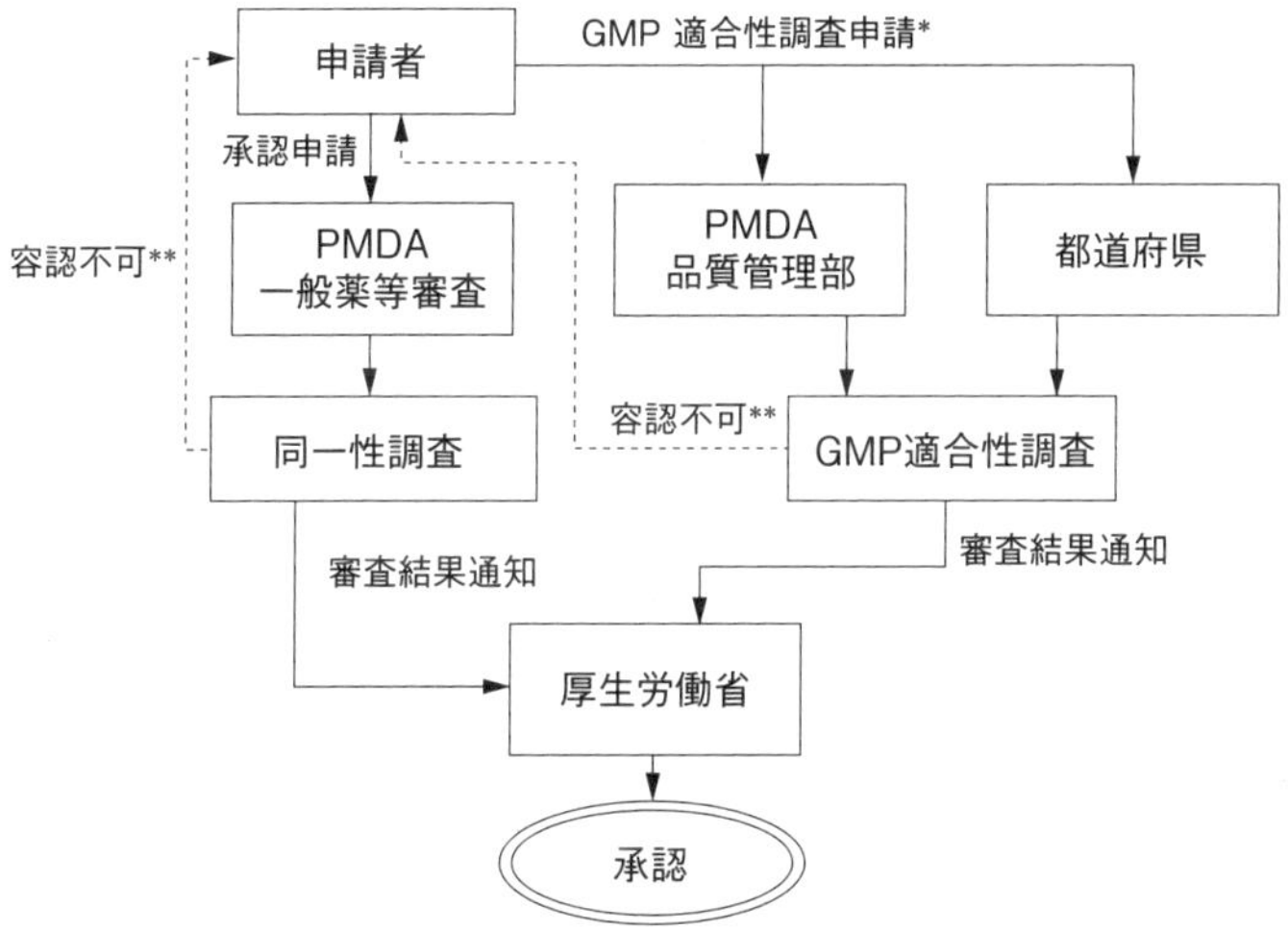

（注）　＊生物製剤と放射性医薬品は PMDA の品質管理部に提出する。国内製造所は都道府県が担当する。
＊＊容認できない場合、申請者に照会、指示などによって解決する。

査期間と称する6〜10年の販売独占期間を設けて、特許保護期限が過ぎても再審査期間中は後発薬の承認を認めない。しかし、経営を先発薬だけに依存してきた会社も、いずれはその先発薬の特許は切れるので、経営をそうした先発薬だけに頼るわけにはいかなくなる時代がくる。

後発薬の経済力はまだまだ弱い。今後、その市場が広がれば、医薬品産業としての重要性は高まるだろう。それを邪魔するのが後発薬に対する不信感の存在である。

「先発薬から後発薬に使用を切り換えた途端、効き目が悪くなった」というような患者や医師の苦情に対して、会社がどのように説明するかが問われる。ただ、「先発薬と全く同じ組成で治療的に同等であることが証明されています」というだけで不信感を消すことは難しい。

先発薬だけでなく、後発薬の承認期間も欧米に比べて遅いといわれる。図16はＰＭＤＡにおける後発薬の審査の流れを示したものである。この図では省略されているが、実際の審査プロセスでは成分などマスターファイル（ＭＦ）に登録される事項について登録会社への照会や申請者への問い合わせ、その他いろいろな連絡や照会、あるいは指示が行なわれることはいうまでもない。

◇ジェネリック薬に対するユーザーフィー

～ジェネリック薬とバイオシミラー製品の申請者に対して料金を徴収～

米国では１９９３年度から施行された「処方せん薬ユーザーフィー法」（ＰＤＵＦＡ）のもとで、ＦＤＡの審査を要する一部の申請書類の提出者に対して一定の利用料（ユーザーフィー）が徴収される。

ＰＤＵＦＡでは新薬申請書（ＮＤＡ）やバイオロジクス許可申請書（ＢＬＡ）、加えてそれらの変更申請書の提出に対しては申請書料金、販売承認を得た処方せん薬を製造する施設に対しては施設料金、またその施設で製造する処方せん薬に対しては製品料金の徴収が適用される。続いて、２００３年度からは「動物用薬ユーザーフィー法」（ＡＤＵＦＡ）のもとで動物用薬に対して、さらに２００９年度からは「動物用ジェネリック薬ユーザーフィー法」（ＡＧＤＵＦＡ）のもとで動物用ジェネリック薬に対してユーザーフィーが徴収されるようになった。また、２００８年度から「医療機器ユーザーフィー法」のもとで市販前申請書（ＰＭＡ）、ＢＬＡなど特定の申請書区分に対してユーザーフィーの支払いが求められるようになった。

これらフーザーフィー法にもとづいて徴収される料金は、ＦＤＡの審査体制を強化して、製品の承認を迅速化するために使用される。法律は時限法で、その有効期間は５年であるが、これまで５年を過ぎても再三延長されてきた。

最近ＦＤＡは、２０１２年度（２０１１年10月～２０１２年９月）に有効期限切れとなる第４次ＰＤＵＦＡの効力をさらに５年間延長することとともに、これまで処方せん薬ユーザーフィー法の対象から除かれていたジェネリック薬をその対象に加えることを議会に要請することを決めた。

処方せんに占めるジェネリック薬の割合は今や３分の２に達している。ブランド薬に代わる費用効果の高いジェネリック薬の承認に対して一層の迅速化が求められることは当然である。ＦＤＡとジェネリック薬業界との交渉で、ＦＤＡが審査期間枠を設けてジェネリック薬の承認期間を短縮することを条件に、業界はユーザーフィーの支払いに同意した。これは生物学的製品（バイオロジクス）のジェネリック版であるバイオシミラー（バイオ後続医薬品）についても同様の扱いである。バイオシミラーは臨床的に不活性な成分に軽微な差があっても、ＦＤＡ承認の参照生物学的製品（ブランド製品）と非常に類似し、安全性、純度および力価に関して参照生物学的製品と臨床的に有意な差がない生物学的製品のことをいう。

２００９年、「バイオロジクス価格競争革新法」（ＢＰＣＩＡ）が議会を通過、さらに２０１０年、「公衆保健サービス法」（ＰＨＳＡ）の改正法、ＢＰＣＩＡを含めた「特許保護・適正価格医療法」（ＰＰＡＣＡ）が成立し、バイオシミラーはこの法律のもとに人や動物試験の重複を避けるとともに、簡略化された申請書によって承認されることになる。この承認経路は「連邦食品医薬品化粧品法」（ＦＤＣＡ）のもとにジェネリック薬の審査が簡略化された、１９８４年の「医薬品価格競争・特許期間回復法」（ワックスマン・ハッチ法）と概念的に同じである。

ＦＤＡは、既承認の生物学的製品（参照生物学的製品）と類似するか、またはそれと高い互換性（代替性）を示す製品は、バイオシミラーとして簡略申請書によって承認するとしているが、この互換性の基準に適合するためには、バイオシミラー製品が患者で参照生物学的製品と同じ臨床結果を与えると期待できることが証明されなければならない。また、１回より多く投与される生物学的製品については、参照生物学的製品からバイオシミラー製品に代えることのリスクが、参照生物学的製品を続けることのリスクよりも大きくないことを証明しなければならない。互換性が証明されるバイオシミラー製品は、処方する医師の介在なしで薬剤師が代替調剤することができる。

ＦＤＡは前述のＰＰＡＣＡのもとにバイオシミラー医薬品の承認を行う権限が与えられたが、いままでのところ承認された製品はまだみうけられない。ＦＤＡは２００６年に同等性試験データによってオムニトロープ（ソマトロピン）のような生物学的製品を承認したことがある。これはエノキサパリン（抗凝固薬）と同じように、ＦＤＣＡのもとで先発バイオ医薬品として承認されたゲノトロピンを参照薬としたＡＮＤＡによる承認であった。

欧州では前に承認したバイオ医薬品の後続版を許可する特別な承認手順を導入しているといわれる。日本は２００９年に米国で制定されたＢＰＣＩＡを真似たのかどうか知らないが、同じ年、「バイオ後続品の承認申請について」という局長通知を出してバイオ後続品の申請を認めている。しかし日本は、バイオ後続品に対して先行バイオ製品と同等の品質、安全性、有効性を求めているが、ＦＤＡのように参照製品との互換性・代替性は求めていない。これではバイオ後続品は先行バイオ製品に対して代替性が認められないことと解釈されかねない。バイオ後続品という限り、化学的合成新薬に対するジェネリック薬と同様に取り扱われるべきであろう。あまり先走らないで、バイオシミラー医薬品に対するＦＤＡの今後の成り行きをみて検討した方がよいのではなかろうか。

第４章　ＡＮＤＡに要求される情報とデータ

〜申請書に含めなければならないデータと情報〜

新薬やジェネリック薬の承認に関する要件は「新薬販売に対するＦＤＡ承認申請書」と題する規則で定められる。さらに、その規則のＣ項の「簡略申請書」（Abbreviated Applications：ＡＮＤＡ）の規定でジェネリック薬に関する要件が定められる。

Ｃ項の規定には次の項目が含まれる。

- 簡略申請書を提出できる医薬製品（314.92）
- リスト薬からの変更を請求するための申請書（314.93）
- 簡略申請書の内容とフォーマット（314.94）
- 特許無効または特許侵害証明の通告（314.96）
- 不承認簡略申請書の修正（314.96）
- 既承認の簡略申請書に対する追加と変更（314.97）

・市販後報告（314.98）
・その他、簡略申請書の申請者の責任（314.99）

◇ＡＮＤＡを構成する項目
～申請書で要求される情報～

Ｂ項の「申請書」と題する規則は、ＮＤＡだけでなくＡＮＤＡの申請者も次の情報を含む申請書を提出しなければならないと定める（314.50(a)(1), (3), (4), (5)）。

・申請者の氏名と住所、以前交付された申請番号（たとえば申請書の再提出や変更）、製品の名称（確定名、専有名、コード、化学名など）、剤形と力価、投与経路、申請書で参照する全ＩＮＤ申請書確認番号、全マスターファイル確認番号、その他参照する申請書、製品の適応案。
・処方せん薬またはＯＴＣ薬のいずれかの記述。
・申請者のチェックリスト
・申請者またはその法定代理人、代理者、その他権限をもつ職員の署名。

これらの事項に加えて、ＡＮＤＡ申請者は規則21 CFR 314.94のもとに次のような情報を申請書に含めなければならない。

(1) 目次

提出書類の巻番号とページ番号

(2) ANDA提出の根拠

参照するリスト薬がなければならない。参照リスト薬は生物学的同等性試験に対する参照基準としてFDAが選択する薬のことである。それには次の事項が含まれる。

①　参照リスト薬の名称（剤形と力価を含む）。

②　リストの情報にしたがって、参照リスト薬が販売独占期間の権利を与えられているかどうかに関する記述。

③　FDAが割り当てる申請書の参照管理番号と申請を認めるFDA通知の写し。

(3) 使用条件

①　製品表示案に記載、記述または提案される使用条件が参照リスト薬で承認されていることの記述。

②　申請者の注釈付き表示案と参照リスト薬の承認現行表示。

(4) 活性成分

①　単一活性成分薬の活性成分が参照単一成分リスト薬のそれと同じであることを示す次の

ような情報。
(A)　製品の活性成分が参照リスト薬のそれと同じであることの記述。
(B)　申請者の注釈付き表示案と参照リスト薬の承認現行表示に関する参考文献。
②　配合薬の活性成分が参照リスト薬のそれらと同じであることを示す次のような情報。
(A)　(a)　製品の活性成分が参照リスト薬のそれらと同じであることの記述、そして、
(b)　活性成分の１つが参照リスト薬の活性成分の１つと異なり、その活性成分の変更のため提出するＡＮＤＡの場合は、
・他の活性成分が参照リスト薬の他の成分と同じであることを示す情報、
・その異なる活性成分が別なリスト薬の活性成分であることを示す情報、
・その異なる活性成分についてＦＤＡが要求できる他の情報。
(B)　申請者の注釈付き表示案と参照リスト薬の承認現行表示の参考文献。

(5)　投与経路、剤形、力価

①　製品の投与経路、剤形および力価が参照リスト薬のそれらと同じであることを示す次のような情報。
(A)　製品の投与経路、剤形および力価が参照リスト薬のそれらと同じであることの記述。
(B)　申請者の注釈付き表示案と参照リスト薬の承認現行表示に関する参考文献。

② 製品の投与経路、剤形または力価が参照リスト薬のそれと異なり、そして、規則のもとでＡＮＤＡを提出する場合、投与経路、剤形または力価についてＦＤＡが要求する情報。

(6) 生物学的同等性

① 製品が参照リスト薬と生物学的に同等であることを示す情報。
申請者は承認の根拠となる生物学的同等性研究について、完全な研究報告書を提出しなければならない。

規則320.1(g)に定義される「同じ製剤」について実施するほかのすべての生物学的同等性研究に対して、申請者は完全な報告書か、またはその要旨か、いずれかを提出しなければならない。「同じ製剤」とは、承認を得るため提出する製剤で、情報によって組成および製造法に軽微の差があっても、ＦＤＡの生物学的同等性の判断において十分、類似性のあることを意味する。

生物学的同等性研究の要旨を提出し、ＦＤＡが生物学的同等性や製品の問題で懸念をもつ場合、申請者は生物学的同等性研究の完全な報告書の提出を要求されることがある、または、

② 医薬製品の活性成分が参照リスト薬のそれと同じ薬理的または治療的分類であることを示すため、そして製品が参照リスト薬と同じ治療効果をもつと期待できることを示すため、

FDAによって要求される生物学的同等性試験の生物学的利用性試験結果。製品が参照リスト薬と異なる活性成分を含む場合、FDAは申請者が次のことを立証する情報を提供すれば、製品を参照リスト薬と同じ治療効果をもつとみなす。

(A)　参照リスト薬と同じ薬理学的または治療的分類の薬剤用量に対して、異なる活性成分の特定用量の代替が製品の安全性と有効性に悪い影響をもたらすことがなかったと判断する適切な科学根拠がある。

(B)　製品中の参照リスト薬と同じ活性成分が参照リスト薬のそれと生物学的に同等である。

(C)　製品中の異なる活性成分が同じ適応に対して、その成分を含む既承認の製剤と生物学的に同等である。

③　ANDAに含まれる体内生物学的同等性研究について、各研究で用いられる分析法や統計法の記述、また、それが施設審査委員会規則を順守して実施されたかどうかなど、各研究に関する記述。

(7)　表示

①　参照リスト薬の表示：ANDAの参照リスト薬の現行表示の写し。

②　表示案の写し：製品のラベルとすべての表示の写し。

③　表示案の記述：申請者の提案する表示が参照リスト薬の表示と同じであることの記述。

④　承認の表示と表示案との比較：申請者の表示案と参照リスト薬の表示案との比較。製品の表示案（容器ラベル、添付文書、それにあれば投薬ガイド）は参照リスト薬の承認表示と同じでなければならない。

申請者の表示案と参照リスト薬の承認表示との違いは有効期限、製剤設計、生物学的利用性または薬物動態、FDAの表示ガイダンスによってつくられる表示改訂などである。

〔注〕表示：法律は、ジェネリック製品に対して参照リスト薬（RLD）と同じ表示であることを要求する。連邦法505条の（j）（2）（A）（v）は、ANDAが「リスト薬に対して承認される表示と同じであることを示す情報」を含まなければならないと規定する。

FDAはRLDの表示改訂後に行うジェネリック製品の表示改訂に関して、ガイダンスを公示している。その要旨は次のとおりである。

・ANDA申請者は申請書に含まれる表示が現行の承認RLDの表示と同じであることを保証する責任がある。

・OGD（ジェネリック薬部）は市場への改訂表示の導入時間を少なくする必要があると判断した。迅速な改訂、FDAへの提出、そして改訂ラベルの実行はジェネリック製品の安全かつ有効な使用を継続するため重要な作業である。規則はジェネリック薬の表示がブランド薬と同じでなければならないことを要求するもので、改訂はできるだけ早急につくらなければならない。ジェネリック薬の表示の改訂が遅れる可能性のある場合、申請者はOGDへ連絡しなければならない。

・ANDA申請者は表示の変更に関する情報を「表示審査室」（Labeling Review Branch）のホーム

ページで常にモニターすべきである。ＲＬＤのすべての承認表示は情報公開スタッフから得ることができる。この方法で表示を得たいと考える申請者はＦＤＡのFreedom of Information Staff宛てに文書またはファックスで請求する。

・表示改訂が必要なとき、ＡＮＤＡ申請者はＡＮＤＡ表示を改訂するためＦＤＡへ改訂表示を提出しなければならない。

・ＲＬＤの表示変更が承認されると、必要とするすべてのＡＮＤＡ表示の変更は「特別変更申請書」として提出することができる。この申請書は、最終的な印刷表示の写し12部、改訂表示の使用日、それに承認のＲＬＤ表示とＡＮＤＡ表示の対照比較を含まなければならない

(8) 化学、製造、管理

① 規則21 CFR 314.50(d)(1)のもとに要求される情報（製品の商業ロットの製造に使用されるべき器具の記述、マスター生産記録案または実生産記録など）。

② 不活性成分：本規則で別途記述されない限り、申請者は製品の不活性成分を確認し、その特徴を記述しなければならない。また、そのような不活性成分が製品の安全性と有効性に影響しないことを立証する情報を提供しなければならない。

③ 非経口用製品で認められる不活性成分の変更：一般的に非経口用を意図する製品は参照リスト薬と同じ不活性成分を同じ濃度で含まなければならない。また、申請者は製品の安全性と有効性に影響を与えない参照リスト薬と異なる保存料、緩衝剤または酸化防止剤を

含む製品の承認を求めることができる。

④　眼用または耳用の製品で認められる不活性成分の変更：一般的に、眼用または耳用を意図する製品は参照リスト薬と同じ不活性成分を同じ濃度で含まなければならない。また、申請者は参照リスト薬と異なる保存料、緩衝剤、等張調節剤、または増粘剤を含む製品の承認を求めることができる。ただし、申請者がその違いを確認し特徴づけることと、製品の安全性と有効性に影響を与えないことを立証する情報を提供することが条件である。また、申請者は眼用製品に対してリスト薬以上の治療効果、またはそれと異なる治療効果を表記する目的で緩衝剤または等張調節剤を変更してはならない。たとえば、等張食塩液とは反対の希釈液として平衡塩類溶液を使用するとか、あるいは刺激性の問題を起こすかもしれないpHやそのほか重要な変更を行うことである。

⑤　局所用製品で認められる不活性成分の変更：一般的に、局所用、エアゾールまたは噴霧用液、それに鼻用液は参照リスト薬と同じ不活性成分を含まなければならない。ただし、申請者がその違いを確認し、特徴づけ、また、製品の安全性と有効性に影響を与えないことを立証する情報の提供を条件として異なる不活性成分を含むことができる。

〔注〕化学、製造、管理：この項目は、規則314.50(d)(1)でＮＤＡに対して要求するものであるが、それ

をＡＮＤＡに対しても同様に要求するものである。それはＮＤＡに対する「申請書の内容とフォーマット」の「技術項目」に記載されている。

また、化学、製造、管理に関連して、ＡＮＤＡに対して規則314.94で医薬物質（活性成分）、医薬製品、環境影響に関する情報が要求される。この中にはたとえば、次のような項目がある。

医薬物質：物理化学的性質と安定性、合成または分離法、工程管理、規格など

医薬製品：組成、製造法、包装、規格、安定性など

環境影響：環境評価

右の医薬物質と医薬製品における「安定性」に関しては、「安定性試験データ」が求められる。概要は次の通りである。

▽医薬物質の安定性試験

・この試験は再試験日または有効期間を決めるため実施する。

・安定性試験プロトコールは次の条件のもとで試験する。

室温条件　25℃・湿度60％、

加速条件　45℃・湿度75％

試験頻度　少なくとも12ヶ月の再試験期間をもつ医薬物質では、長期保存条件での試験頻度は通常、最初の1年を超えれば3ヶ月ごとに、2年を超えれば6ヶ月ごとに、それ以後は1年ごとに試験する。加速保存条件の試験頻度は6ヶ月試験から最初時と最終時を含めて最低で3時点（たとえば、0、3、6ヶ月）が推奨される。

・ＡＮＤＡでは、1バッチ、3ヶ月間の加速試験による安定性データの提出が期待される。このデータを根拠にして24ヶ月の有効期間が認められる

▽医薬製品に対する安定性試験

・この試験は製品の有効期間（保存期間）を決めるため実施する。
・安定性試験プロトコールは次の条件のもとに試験する。
室温条件　25℃・湿度60％、
加速条件　40℃・湿度75％
試験頻度　少なくとも12ヶ月の寿命を予定する製品では、長期保存の試験頻度は通常、最初の１年を超えれば３ヶ月ごとに、２年を超えれば６ヶ月ごとに、それ以後は予定の寿命まで毎年試験する。加速保存条件では、試験頻度は６ヶ月試験から最初時と最終時を含めて最低で３時点（たとえば、０、３、６ヶ月）が推奨される。
・ＡＮＤＡでは１バッチ、３ヶ月間の加速試験による安定性データを提出する。これを根拠にして24ヶ月の有効期間が認められる。
なお、ジェネリック薬の安定性試験に関して、国際調和会議（ＩＣＨ）はその作業部会で作成したガイダンス「医薬物質および製品の安定性試験」（Ｑ１Ａ）を公表し、その最終案をＥＵ（欧州連合）、米国および日本の行政機関に対して勧告した。２００３年11月１日、ＦＤＡはこのガイダンスをＦＤＡの業界向け最終ガイダンスとして採用した。

(9)　サンプル

規則314.50(e)(1)と(e)(2)(ii)のもとに要求されるサンプル。サンプルの提出はＦＤＡによる要求があるまで不要である。

〔注〕ＦＤＡは一般的に申請者に対してサンプルを2か所以上のＦＤＡ試験所へ直接提出することを要請する。そして必要なすべての試験を実施して申請者の分析手順を実証する。

4サンプルが必要である。各サンプルは医薬物質および医薬製品が規格に適合するかどうか判断するため、申請書に記述する試験を3回実施するに十分な量でなければならない。また、医薬製品のラベルとすべての表示の写しが必要である。

⑽　その他

規則314.50(g)のもとに要求される情報。

〔注〕この規制では次のような情報が要求される。

①　申請者は普通、以前に提出された情報の再提出を要求されないが、その情報を参照情報として含めることができる。前に提出した情報の参照は、その情報が存在するＦＤＡ記録の名称、参照番号、巻、ページ番号によってファイル確認が要求される。申請者以外の者によってＦＤＡへ提出される情報の参照は、情報提出者の署名のある記述文書を添付することが求められる。

②　英文でない申請書については、申請者はその各部分の正確かつ完全な英訳を提出しなければならない。申請者は英訳した各オリジナル文献の写しを提出しなければならない。

③　連邦食品医薬品化粧品法505条（ｂ）のもとにＮＤＡを提出する申請者は、同法505条（ｂ）（1）のＡ条項に定める研究に対して「参照または使用の権利」を得る場合、その申請書に申請者が承認の支えとして信頼を置く各研究データの所有者の署名する記述文書を含めなければならない。ま

た、申請者は提出する研究報告書の根拠となる基本的な生データに対して、ＦＤＡのアクセスを認めなければならない。

なお法律５０５条（ｂ）（１）のＡ条項は、使用に対して安全かどうか、また有効かどうかを示すため実施された研究のことである。また、「参照または使用の権利」は申請書の承認を求める目的の研究に依存することや、そのほかの使用に対して付与される権限を意味する。

⑾ 特許証明

① 医薬品特許または用法特許：米国特許商標局から交付される特許に関する情報の提出が要求される。申請者はＡＮＤＡの承認を求めて、参照リスト薬またはその用法について正当性を主張する。このような特許に対して、申請者は特許番号を示し、次の状態のいずれであるかを証明しなければならない。

・特許情報がＦＤＡへ提出されたことがない―申請者はこのような証明に「パラグラフⅠ証明」の表題をつけなければならない。

・特許の有効期間が終了した―申請者はこのような証明に「パラグラフⅡ証明」の表題をつけなければならない。

・特許有効期間が終了する年月日―申請者はこのような証明に「パラグラフⅢ証明」の表題をつけなければならない。

・特許が無効、施行不能、あるいは提出のANDA製品の製造、使用または販売によって侵害されない—申請者はこのような証明に「パラグラフⅣ証明」の表題をつけなければならない。

パラグラフⅣの証明は次のような宣誓とともに提出する。

「私（申請者名）は、特許番号○番が、無効、施行不能、またはANDA製品（製品名）の製造、使用もしくはその販売によって侵害されないことを保証します。」

証明には、特許所有者またはその代理人、それに参照リスト薬の承認保有者に対する通告に関して規則314.95の通告要件を順守する旨の記述を添えなければならない。通告に含めなければならない情報の内容は次の通りである［規則314.95(c)］。

(a)　必要な生物学的利用性または生物学的同等性のデータもしくは情報を含むANDAをFDAが受理したことの記述。

(b)　簡略申請書番号

(c)　製品の確定名

(d)　製品の活性成分、力価および剤形

(e)　無効、施行不能または侵害されないと主張する特許の特許番号と有効期間終了日

(f)　特許が無効、施行不能または侵害されないという申請者の意見の実際的および法的根

拠についての次のような詳細な記述。
・なぜ特許は侵害されないのかということの完全かつ詳細な説明。
・なぜ特許は無効または施行不能であるのかという主張を支える根拠の完全かつ詳細な説明。

(g)　申請者が米国に居住していないか、または米国で事業場所をもたない場合、その申請者の仕事（プロセス）の受け入れを容認した米国代理店の名称と住所。

②　無特許：関連する特許がない場合、次のような様式の証明が必要である。
「本製品には参照リスト薬の権利を主張する特許またはリスト薬の用法権利を主張する特許はありません」

③　用法特許：
・参照リスト薬の用法特許に対する情報を提供する場合や承認を求める製品の表示に参照リスト薬の用法特許の範囲の適応を含まない場合、その適応案がその用法特許の範囲外であることの記述。
・承認を求める製品の表示に参照リスト薬の用法特許の範囲の適応を含む場合、該当する特許証明。

④　製法特許：申請者は、参照リスト薬の製法特許に関して証明を要求されない。

⑤　ライセンス契約：特許を主張する製品または用法のＡＮＤＡであって、申請者が特許所有者とのライセンス契約を有する場合、その特許に関するパラグラフⅣ証明とライセンスを許可されたこととの記述。

⑥　特許情報の提出の遅れ：参照リスト薬の承認保有者が、その参照リスト薬の特許交付から30日以内に必要な特許情報を提出しない場合で、その特許情報提出前に適切な特許証明を含むＡＮＤＡ提出をした申請者は、その修正証明の提出を要求されない。遅れて提出された特許情報のあとに提出するＡＮＤＡ申請者、または以前提出したが提出時点で適切な特許情報を含んでいない未決のＡＮＤＡ申請者は、特許証明規定による証明、または用法特許規定による記述を提出しなければならない。

⑦　特許情報に対する異議：ＦＤＡへ提出される特許情報の正確性または関連性に対して異議のある場合、申請者は規則に定める手順に従って特許情報の正当性の確認を求めることができる。特許情報が撤回または変更されない限り、申請者は関連特許に対して適切な証明を提出しなければならない。

⑧　証明の修正：規定により提出される特許証明は、申請書の承認有効日前であればいつでも修正できる。ただし、パラグラフⅣの特許証明を提出した申請者は、別の申請者のパラグラフⅣ証明に対する特許侵害訴訟が受理された場合、特許証明をパラグラフⅢに変更す

ることはできない。申請者は正式文書によって、または未決申請書の修正文書あるいは承認された申請書の修正文書によって、修正証明を提出しなければならない。修正証明または文書が提出されると、申請書はもはや以前の証明を含むとはみなされない。

・特許侵害判決後：特許証明を提出し、それを通告した後45日内に特許侵害訴訟を起こされた申請者は、その訴訟の最終判決によって特許侵害と判断された場合、提出した特許証明を修正しなければならない。この場合申請者は、パラグラフⅢ証明で特定の特許終了日を記述しなければならない。修正証明または文書が提出されると、申請書はもはやパラグラフⅣ証明を含むものとはみなされない。

・参照薬のリストから特許が削除された後：特許がリストから削除された場合、未決申請書（発効日が後になる暫定承認の申請書を含む）を有する申請者は、その特許証明を修正しなければならない。ただし、係争中の特許は、訴訟結果が承認有効日の遅延を必要としないとか、特許期間が終了したとか、あるいは承認有効日の遅延期間が終了したとか、いずれかFDA決定があるまでリストから除いてはならない。修正証明または文書が提出されると、申請書はもはやパラグラフⅣ証明を含むものとはみなされない。

・その他の修正：「特許情報の提出の遅れ」の場合と、参照リスト薬に関する特許情報がANDAの承認発効日後に提出される場合を除いて、申請者は申請書の承認有効日前に提出した特許証明が正確でないと認識するとき、その特許証明を修正しなければならない。

⑿　金銭証明または開示の記述

ANDAは規則21 CFR 54の「臨床研究者による金銭開示」と題する規定で要求される金銭的な証明または開示の記述を含まなければならない。

◇臨床研究者の金銭開示

～臨床研究に対する研究者の偏見防止～

1998年2月2日、FDAは最終規則（21 CFR 54）を公示して、医薬品、生物製品、医療機器の販売承認を申請するすべての申請者に対して、承認のための臨床試験を実施する臨床研究者への報酬やその他臨床研究者との金銭的利害関係に関する情報提出を求めた。この規則はNDAやANDAなどの申請書に含まれるすべての臨床研究に適用される。規則に従って申請者は、臨床研究者と特定の金銭的利害関係がないことの証明、またはあればその金銭的利害関係を開示しなければならない。申請者がこれらの証明や開示を含めない場合、あるいはそのような情報を得られなかったことの証明をしない場合、FDAは申請書の受理を拒否することができる。

次のような証明や開示が求められる。

① いかなる場合でも研究成果が報酬に影響しないこと、研究者が製品の独占的所有権をもたないこと、研究者が担当する研究のスポンサーの重要な株式利益を有していないこと、研究者が申請者からその他重要な支払いをうけたことがないことの証明。

② 特定の金銭的取り決めや偏見の可能性を少なくするためとられるすべての手段。

③ 次のような情報開示。

(a) 報酬金額が研究成果によって影響をうける可能性のある研究者への支払い。

(b) 特許権、商標権、著作権またはライセンス契約等々の独占権。

(c) 担当する研究スポンサーの株式利益（所有権利益、ストックオプション）、その他一般的な価格を参考にして決定することが容易でない金銭的利益。

(d) 金額にして5万ドルを超える上場会社の株式利益。この要件は臨床研究の実施中と研究終了後の1年間に得られる利益に適用される。

(e) 研究者の活動（たとえば、進行中の研究への資金提供、相談または謝礼に対する器具や固定装置などの提供）を援助するための研究スポンサーによる累積金額2万5000ドル以上の支払い。この要件は臨床研究実施中と終了後の1年間に得られる利益に適用される。

FDAは、臨床研究者の金銭的利害がデータの真実性に関して重大な問題を起こすと判断すれば、データの信頼性を保証するために次のような措置をとることができる。

・臨床研究者が作成するデータの査察

・全体の研究成績に対する個々の臨床研究者の影響を評価するため、申請者にデータ分析の提出をさらに要求する。

・問題の研究結果を確認するため、申請者に対して独自の追加研究の実施を要求する。

・その臨床研究をＦＤＡ承認の判断材料とすることを拒絶する。

図17と図18はＦＤＡに対して提出しなければならない臨床研究者の金銭的利害と取り決めの証明と開示の様式である。

図17　臨床研究者の金銭的利害と取り決めの証明様式（FDA様式3454）

証明：臨床研究者の金銭的利害と取り決め

この申請書を支持して、以下提出するすべて該当臨床研究に関し、私は以下の記述の適切な一つに当てはまることを証明し、この証明が21 CFR 54に従って作成されること、そしてこの記述の目的に対して、臨床研究者には21CFR 54.2(d)に定義する研究者の配偶者と扶養する子供が含まれることを了解します。

該当する枠をチェックしてください

□ (1) 提出した研究のスポンサーとして、私は、研究者に対する報酬額が21 CFR 54.2(a)に定義されるように研究成果によって影響される可能性のある臨床研究者との金銭的取り決めをしなかったことを証明します（下記に臨床研究者の氏名を入れるか、または氏名リストを添付）。また、私は21 CFR 54.2(a)に定義されるようなこの製品の独占所有権またはスポンサーの重要な株式をもつかどうか、スポンサーに開示を求めるリストの各臨床研究者がそのような利益の開示をしなかったことを証明します。さらに私は、リストの研究者が21 CFR 54.2(a)に定義されるようなほかの種類の重要な支払をうけなかったことを証明します。

臨床研究者		

□ (2) 申請者以外の会社または団体がスポンサーの研究を提出する申請者として、スポンサーから得られるか、または参加の臨床研究者から得られる情報に基づいて、私は研究に対する研究者への報酬額が研究成果によって影響される可能性のある当該研究のスポンサーとの金銭的取り決めに対して、リストの臨床研究者（この様式に添付する氏名リスト）が全く参加しなかったこと、この製品の独占所有権または当該研究のスポンサーの重要な株式利益をもたないこと、それに、ほかの種類の重要な支払をうけなかったことを証明します。

□ (3) 申請者以外の会社または団体がスポンサーの研究を提出する申請者として、私はリストの臨床研究者（添付の氏名リスト）またはスポンサーから必要な情報を得るため正当な注意をもって行動し、そして、それができなかったことを証明します。この情報が得られなかった理由を添付します。

氏名	職名
会社/団体	
署名	日付

図18　臨床研究者の金銭的利害と取り決めの証明様式（FDA様式3455）

開示：臨床研究者の金銭的利害と取り決め

提出の研究（臨床研究の名称）の臨床研究者として参加した（臨床研究者の氏名）に関する次のような情報を21 CFR part54にしたがって提出します。名前をあげた個人は金銭取り決めに参加したか、または下記の開示を求められる金銭的利害を有します。

該当する枠をチェックしてください

- □ 当該研究のスポンサーと当該研究の実施に関係する臨床研究者との間で結ばれ、研究に対する臨床研究者への報酬額が研究結果によって影響される可能性のある金銭的取り決め。
- □ 進行中の研究に対する助成金、器具の形での報酬、進行中の相談に対する報酬、または謝礼金のように、1999年2月2日またはそれ以後に当該研究のスポンサーによってつくられたほかの種類の重要な支払。
- □ 臨床研究者によって所有される当該研究の試験製品の独占的利益。
- □ 臨床研究者によって所有され、21 CFR 54.2(b)に定義される当該研究スポンサーの重要な普通株式。

開示の取り決めまたは利益によって生じる臨床研究の偏見の可能性を最少にするためにとる手段の記述とともに、開示できる個人の金銭的取り決めと利益の詳細を添付します。

氏名	職名
会社/団体	
署名	日付

第5章　生物学的利用性と生物学的同等性
～定義とガイドライン～

ＦＤＡは、ジェネリック薬の承認に対して、それがブランド薬（参照リスト薬：ＲＬＤ）と生物学的に同等であることを立証する試験データを申請者に求める。それは、ジェネリック薬にブランド薬と同等の治療効果があることを保証するためである。

「治療的同等性」（Therapeutic Equivalence）は、薬剤学的に同等（薬剤学的同等性）であって、かつ、それが表示に記載される条件のもとで患者に投与されるとき、ブランド薬と同じ臨床効果と安全性を示すと考えられる製品に対して用いられる。

「薬剤学的同等性」（Pharmaceutical Equivalence）とは、同じ活性成分を含み、同じ剤形と同じ投与経路、そして同じ力価と濃度をもつ製品を意味する。ただし、形態、放出メカニズム、包装、賦形剤、有効期限、その他何らかの制限などが異なることがある。

「薬剤学的代替性」（Pharmaceutical Alternative）は、塩、エステル、あるいは複合体が異なっても、同じ治療部分を含み、代替可能な（互換性のある）ことを意味する。たとえば、塩酸テトラサイクリン２５０㎎カプセルとリン酸テトラサイクリン２５０㎎カプセルである。

ジェネリック製品が「生物学的同等性」とみなされるのは、同じ実験条件のもとで生物学的利用性（Bioavailability）を参照リスト製品と比較して、同程度のデータが示されるときである。

「生物学的利用性」は、製品の活性成分または活性部分が吸収され、作用部位で利用されるようになる速度と量を意味する。生物学的利用性は活性成分または活性部分が経口用製剤から放出され、作用部位に移動するプロセスに重点が置かれる。液剤や懸濁液、または静脈用製剤の生物学的利用性と比較することによって、全身の循環中に吸収される経口投与量の相対比が推定できる。

「治療的同等性」とみなされる製品は、形状、放出メカニズム、包装、賦形剤（色素、香料、保存料など）、有効期限、保管条件などに差があっても、あるいは表示に軽微な差（たとえば特定の薬物動態情報の開示）があるとしても、ＧＭＰ（製造基準）や表示などが規則で定める基準に適合し、薬剤学的同等性で、かつ生物学的同等性が立証されるものである。

新薬申請書（ＮＤＡ）で要求される生物学的利用性は活性成分または活性部分が経口用製剤から放出され、作用部位に移動するプロセスに重点が置かれる。経口用製剤を液剤や懸濁液、または静脈用製剤の生物学的利用性と比較することによって、全身の循環血中に吸収される経口投与量の相対比が推定できる。

　生物学的利用性研究は、分布、排泄、薬物吸収への栄養素の影響、用量比例関係、活性成分と不活性成分の薬物動態に関する情報をもたらす。またデータは浸透性や全身循環前の酵素、それに輸送体（たとえばｐ糖蛋白）の影響など、全身循環に入る前の薬物の性質について間接的な情報を提供する。

　簡略新薬申請書（ＡＮＤＡ）で要求される生物学的同等性研究はＡＮＤＡの重要な構成要素である。その目的は薬剤的に同等なジェネリック薬と参照リスト薬との生物学的同等性を証明することである。薬剤学的同等性の判断とともに生物学的同等性を明確にすることによって治療的同等性に対する行政的な結論が出される。

◇生物学的同等性研究
～生物学的同等性試験データによるジェネリック薬の評価～

　ジェネリック薬の生物学的同等性に関する要件は「生物学的利用性と生物学的同等性」と題する規則320で定められる。ＡＮＤＡでは、体内生物学的同等性を示す根拠として、ジェネリック製品と参照リスト薬との生物学的同等性試験データを含むことが要求される。しかし、製品が参照リスト薬と生物学的に同等であることを示す情報を含めることでその同等性試験データの提出免除が認められることがある。

ＡＮＤＡ変更申請書を提出する申請者は、次のような変更の場合、生物学的同等性の根拠または情報を申請書に含めなければならない。

①　既承認の申請書の変動範囲を超える製造現場の変更や製剤処方または力価の変更など製造工程変更。

②　新適応を支えるため臨床研究を要求される場合であって、製品の新適応への表示変更。

③　新しいまたは追加の投薬計画を支えるため臨床研究を要求される場合であって、特定の患者集団（たとえば、乳幼児）の新しい投薬計画または追加的な投薬計画への表示変更。

ただし、次の条件のすべてに適合する場合、生物学的利用性の証拠またはデータの提出要件を免除できる情報は含まなくてもよい。

①　申請書が別な方法で承認できる。

②　ＦＤＡによって指定される時間内に、次のいずれかを提出することに申請者が同意する。

・製品の体内生物学的利用性を測定し、体内生物学的同等性を証明する証拠。

・ＦＤＡが生物学的利用性の測定を免除できる情報。

さらに、生物学的利用性と生物学的同等性に関して次のような要件を求められる。

(1)　製品の生物学的利用性の測定と生物学的同等性の証拠は、規則（320.24）に定める生物学的利用性の決定方法のいずれかを用いて得なければならない。

(2)　ＦＤＡが生物学的利用性の測定と生物学的同等性の証拠の提出を免除できる情報は、規則（320.22）に定める基準に適合しなければならない。

(3)　承認した完全ＮＤＡまたはＡＮＤＡの保持者は次のようなＦＤＡ通告があれば、申請書の対象となる製品の生物学的利用性の測定または生物学的同等性の新しい証拠を含む変更申請書をＦＤＡへ提出しなければならない。

①　表示の投薬計画が製品の薬物動態に関する不正確な仮定または事実に基づいている、そして、この投与計画に従うとその用量が治療効果をもたらさない、または毒性量を示す可能性を立証するデータがある、あるいは、

②　重要なバッチ内またはバッチ間の変動、たとえば、製品の生物学的利用性においてプラスまたはマイナス25％の差を示すデータがある。

◇体内生物学的同等性試験の適用免除
～ＡＮＤＡに要求される生物学的同等性データを免除される場合～

規則320.22のもとに、ＮＤＡまたはＡＮＤＡ申請者あるいはそれらの変更申請書の申請者は、ＦＤＡに対して申請の対象となる製品の生物学的利用性の測定または生物学的同等性を示す証拠の提出免除を要求することができる。

ＦＤＡは製品が次の規定のいずれかに適合する場合、生物学的利用性または生物学的同等性の証拠提出に対する要件を適用除外しなければならない。

(1)　製品の体内生物学的利用性または生物学的同等性が「わかり切った」製品。このような製品は次の基準のいずれかに適合する場合、ほかのデータに基いて「わかり切った」とみなすことができる。

①　次の製品

・注射による投与だけを意図する非経口液剤、または眼用もしくは耳用液剤

・承認したＮＤＡまたはＡＮＤＡの対象である製品と同じ剤形で活性成分を含む製品

②　次の製品

・ガスとして吸入投与される製品（たとえば吸入麻酔薬）

・承認したＮＤＡまたはＡＮＤＡの対象である製品と同じ剤形で活性成分を含む製品

③　次の製品

・皮膚に適用する液剤、経口液剤、エリキシル、シロップ、チンキ、エアゾール液、または噴霧液剤、その他類似の液剤

・承認したＮＤＡまたはＡＮＤＡの対象である製品と同じ濃度の活性成分と不活性成分を含む製品

・全身的に吸収される製品で活性成分または活性部分の吸収に著しく影響を与える可能性があるか、または局所的な作用を意図する製品で活性成分または活性部分の吸収に著しく影響を与える可能性があるＮＤＡまたはＡＮＤＡ承認の製剤と比較して、不活性成分やその他の変更がない製品

(2)　薬効研究作業（ＤＥＳＩ）公示の最低１つの適応に有効であると判断されるか、または規則（310.6）の製品と同一であるか、またはそれに類似する固形経口製剤（徐放剤以外）。

(3)　体内データに代わって体外で得られる証拠によって生物学的利用性を評価できるかまたは生物学的同等性を立証できる特定の製品で、次のいずれかに該当するもの。

①　同じ製造者が承認を得た別な製品と異なる力価であるが、同じ剤形であり、また活性成分と不活性成分が比例類似し、かつ次の条件に適合する（徐放剤には適用されない）もの。

・この「別な製品」の生物学的利用性が測定されている。
・両製品ともＦＤＡ承認の適切な体外試験に適合する。
・両製品の活性成分と不活性成分が比例的に類似することを示す証拠が申請者によって提出される。
② 申請書に含めて提出される科学的証拠に基づいて、製品が生体内データと相関する生体外試験に適合することを示すもの。
③ 同じ製造者が承認を得た別な製品とその生物学的利用性に影響しない色素、香料、保存料を除いて同一の再製剤化製品であって、かつ次の条件に適合するもの。
・この「別な製品」の生物学的利用性が測定されている。
・両製品ともＦＤＡ承認の適切な体外試験に適合する。

(4) 体内生物学的利用性または生物学的同等性の証拠提出の免除と、国民の健康保護とが両立するという正当な理由がある場合。

また、ＦＤＡは製品と参照リスト薬との差が生物学的利用性または生物学的同等性に影響を与える可能性のある場合、体内生物学的利用性または生物学的同等性の証拠を要求することができる。

◇体内生物学的利用性による生物学的同等性の証明
～活性成分の血中濃度などのパラメーター評価～

「体内生物学的利用性の測定または生物学的同等性の証明根拠」と題する規則320.23は生体内生物学的利用性の測定または生物学的同等性の立証根拠について次のように説明する。

製品の吸収速度や量が血液中の活性成分の濃度、尿排泄速度、あるいは薬理作用など測定パラメーターの比較によって参照物質の吸収速度や量と有意な差を示さないかどうか、製品の体内生物学的利用性の測定を行う。血液中への吸収を意図しない製品については、生物学的利用性は活性成分または活性部分が作用部位で利用されるようになる吸収速度と量を反映する尺度によって評価することができる。

使用する統計技術は被験者の変動性に起因しない吸収速度と量の変化を検知する十分な感度のものでなければならない。吸収量でなく吸収速度で参照物質と差がある製品は、その差が意図的であって、しかもそれが表示に適切に反映され、長期使用で効果的な薬物体内濃度に達することを必須としないか、また、それが製品にとって医学的に重要でないと考えられる場合、生物学的に利用され得るとみなされる。

2つの製品の吸収速度と量が有効成分の同じモル用量で同様な試験条件のもとに投与されると

き、単回投与であっても、多回投与であっても、著しい差を示さない限り、それらは薬剤学的に同等または薬剤学的に代替性があるとみなされる。

◇体内生物学的同等性の確立
～生物学的同等性の証明方法～

「生物学的利用性の測定または生物学的同等性の確立に対する証拠のタイプ」と題する規則320.24では、生物学的利用性を測定できるか、または生物学的同等性を証明できるいくつかの体内試験または体外試験を定める。そして、ＦＤＡは製品の生物学的利用性の測定、または特定の製品の生物学的同等性を確立するため、体内試験または体外試験を要求することができる。特定の製品の生物学的同等性要件についての情報はＦＤＡが発行する「承認医薬製品の治療的同等性評価」（オレンジブック）に記載される。

体内試験または体外試験の要件に適合するため用いられる方法は、研究目的、利用する分析法、それに製品の性質によって選択が異なる。申請者は正確性の高い、高感度の、かつ再現性のある方法を用いて生物学的利用性試験または生物学的同等性試験を実施しなければならない。

正確性、感度および再現性の高い順に、次のような体内試験法と体外試験法が、製品の生物学的利用性または生物学的同等性の決定に対して認められる。

(1) 全血、血漿、血清、その他生物体液中における活性成分または活性部分の濃度、また必要に応じて適宜、その活性代謝物を時間関数として測定するヒト体内試験。

この方法は特に、全身に分布させるため血流中に有効成分を送ることを意図する剤形に適用できる。もう1つの方法として、ヒト体内生物学的利用性データと相関する体外試験によって生物学的利用性を予測できる。

(2) 活性成分、また必要に応じて適宜、その活性代謝物の尿排泄を時間関数として測定するヒト体内試験。

測定の間隔は通常、排出速度の測定が正確になるようにできるだけ短くする。この方法は尿排泄が排出の重要なメカニズムでない場合には適切でない。

(3) 活性成分、また適宜にその活性代謝物の妥当な急性薬理作用を、十分な正確性、感度、および再現性をもって測定できる場合、時間関数として測定するヒト体内試験。

この方法は特に体内の全身分布に対して血流中に活性成分を送ることを意図する剤形に適用できる。

(4) 生物学的利用性の測定のために製品の安全性と有効性を確立する「対照比較臨床試験」、または生物学的同等性の証明のために適切な設計の「比較臨床試験」。

このアプローチは生物学的利用性の測定または生物学的同等性の立証に対して正確性、感度および再現性が低い。有効成分の局所的な送達を意図する剤形、たとえば皮膚、眼、粘膜に対する局所用製剤や吸収を目的としない経口剤（制酸剤、X線不透過物質など）、それに、薬理作用の開始と間隔が明確な吸入投与による気管支拡張剤などの生物学的利用性の測定または生物学的同等性の立証に対しては十分正確であると考えられる。

(5) ヒト体内生物学的利用性を保証するＦＤＡ容認の体外試験（通常、溶解速度試験）。

(6) その他生物学的利用性の測定または生物学的同等性の確立に対してＦＤＡが適切とみなす方法。

生物学的利用性の測定または生物学的同等性の確立に対して前述の要件にかかわりなく、ＦＤＡは次のような製品の場合、ヒト生体内試験を要求することができる。

① 互換的に使われることを意図する薬剤学的同等性または薬剤学的代替性を有する製品であるが、同等の治療効果のない製品。

② 互換的に使われることを意図する薬剤学的同等性または薬剤学的代替性を有する製品であるが生物学的同等性でない製品。

③ 薬物動態またはその他の特性に関連する毒性が予測よりも高い可能性をもつ製品。

◇体内生物学的利用性研究ガイドライン
～ＮＤＡで要求される生物学的利用性研究の基本的原則～

規則320.25は、体内生物学的利用性研究の実施に関するガイドラインである。このガイドラインはＮＤＡで要求される生物学的利用性研究に関するものであって、ＡＮＤＡにおける生物学的同等性に関係するものではない。

基本原則

ガイドライン冒頭の基本原則は、体内生物学的利用性研究において不要なヒト研究が行なわれてはならないとする。体内生物学的利用性研究は一般的に標準的な条件のもとに正常な成人集団で行なわれる。条件によっては適切な患者集団で実施されることもある。研究参加の医師によって、患者に利益を与える可能性があると判断されない限り、重病患者をこの研究に含めてはならない。

生物学的利用性研究の基本的設計は次のことを基本として決められる。

(1)　答えを出さなければならない科学的問題。
(2)　参照物質の性質と試験しなければならない剤形。
(3)　分析法の利用性。

(4)　ヒト試験に関する利益対危険の評価。

参照物質との比較

製品の体内生物学的利用性試験では、科学的理由により適切な方法がほかにない限り、参照物質との比較が実施されなければならない。

販売未承認の活性成分または治療部分

未承認の活性成分または治療成分を含む製品に関する体内生物学的利用性研究は、次のような薬物動態データを判断するために使用することができる。

①　販売を提案する剤形での生物学的利用性。

②　活性成分たは治療成分の吸収速度、吸収量、体内半減期、排泄・代謝速度などの本質的な薬物動態特性。活性成分または治療部分の用量比例性は、単回用量投与後や場合によって多回用量投与後に明確にする必要がある。この特性は製品表示を支えるため必要な研究である。

生物学的利用性研究の参照物質は、販売を提案する製剤と同じ量の活性成分または治療成分を含む溶液または懸濁液でなければならない。

参照物質は、代替または追加の投与経路によって研究の科学的問題に対応する必要がある場合(たとえば経口後の吸収が悪い活性成分または治療部分を静注投与でも調べてみる)を除いて、販売を提案する製剤と同じ経路で投与されなければならない。

販売承認された活性成分または治療部分を含む新製剤

新剤形の製品または活性成分や治療部分の新塩、新エステルの製品に関しては次の理由で生物学的利用性研究を実施する。

①　新製剤、新剤形、あるいは新塩または新エステルの生物学的利用性を参照物質と比較するため。

②　新製剤、新剤形、あるいは新塩または新エステルの薬物動態パラメーターを明確にし、用量を確立するため。

このような生物学的利用性研究における参照物質の選択は、対応すべき科学的問題、市販品との同等性確立のために必要なデータ、推奨用量確立のために必要なデータによって変わる。参照物質はＮＤＡ承認をうけたものであって、同じ活性成分または治療部分を含む現行バッチから採取されなければならない。

徐放製剤

徐放を表記する製品に関する体内生物学的利用性研究は次の条件のすべてに適合するかどうかを決めることが目的である。

①　製品はその徐放の表記と合致する。

②　製品に対して確立される生物学的利用性プロフィルは、用量の不当な放出を示さない。

③　製品の定常状態の性能は、ＮＤＡ承認をうけた同じ活性成分または治療部分を含む市販の非徐放製品または徐放製品と同等である。

④　製剤は個々の用量単位で一貫した薬物動態性能を示す。

このような生物学的利用性研究の参照物質は、製品の徐放性を適切に科学的に評価できるものを選ばなければならない。参照物質は次のいずれか１つまたは配合でなければならない。

①　活性成分または治療部分の溶液または懸濁液。

②　同じ活性成分または治療部分を含み、その表示の用量に従って投与される市販の非徐放製品。

③　同じ活性成分または治療部分を含み、その表示の用量に従って投与されるＮＤＡ承認をうけた市販徐放製品。

④　科学的理由で適切とされる前記以外の物質。

配合製品

配合製品に関する体内生物学的利用性研究の目的は、一般に、製品中の各活性成分または治療部分の吸収速度と量が、それぞれの単一成分製剤を同時に投与したときの吸収速度と量と同等であるかどうかを決めることである。

このような配合製品の生物学的利用性研究における参照物質は、その製品を構成する２つ以上の活性成分または治療部分である。

ＦＤＡは配合製品のすべてではなく、特定の活性成分または治療部分の吸収速度と量を決めるため特定の配合製品に関する生物学的利用性研究を容認することができる。この決定は、配合製品の活性成分または治療部分の薬物動態と相互作用がよく知られていて、配合製品の治療活性が一般的に１つの活性成分または治療部分だけに存在すると認められる場合に容認することができる。たとえば、アンピシリンとプロベネシド配合製品におけるアンピシリンである。

参照物質としてのプラセボの使用

試験感度を証明するために適切または必要であれば、生物学的利用性研究における参照物質は次の場合にプラセボを用いることができる。

① 活性成分または治療部分の治療作用または急性薬理作用を測定する研究。

② 製品の安全性または有効性を確立するための臨床研究。

試験製品と参照物質の基準

試験する製品と参照物質の両者は、それが別な製品である場合、効力を含めて同一性、力価、品質、純度、また適用できれば内容物の均一性、崩壊時間、溶解速度について、すべての公定書やその他該当する基準に適合することが示されなければならない。

試験する製品のサンプルは、実際の生産規模で使用されるのと同じ機材、同じ条件のもとで製造されなければならない。

◇体内生物学的利用性または生物学的同等性研究の設計ガイドライン
～単回投与と多回投与～

単回投与の体内生物学的利用性または生物学的同等性研究の設計に関するガイドラインは規則320.26に、また、多回投与の体内生物学的利用性研究の設計に関するガイドラインは規則320.27に定められる。その概要は次の通りである。

〈単回投与の体内生物学的利用性または生物学的同等性研究の設計ガイドライン〉

基本原則

① 体内生物学的利用性または生物学的同等性研究は正常成人で実施される試験製品と適切な参照物質との単回投与比較である。

② 試験製品と参照物質は、正当な科学的理由でほかに適切な方法がない限り、絶食状態で被験者に投与しなければならない。

研究設計

① 単回投与研究は並行設計またはその他正当な科学的理由でより適切な設計がない限り、設計はクロスオーバーとし、薬物排出時間を設定しなければならない。

② 正当な科学的理由で他に適切な方法がない限り、薬物の排出時間は次のいずれかでなければならない。

・血中または尿で測定される活性成分または治療部分、あるいはその代謝物の半減期の少なくとも３倍。

・急性薬理作用の半減期の少なくとも３倍。

血液サンプルの採取

① 血液濃度・時間曲線に基づいて試験製品と参照物質との比較を行わなければならない場合、正当な科学的理由で他に適切な方法がない限り、血液サンプルは次の両測定ができるように十分な回数で採取しなければならない。

・活性成分または治療部分、あるいはその代謝物の血中ピーク濃度。

・活性成分または治療部分、あるいはその代謝物の半減期の少なくとも３倍の時間間隔で測定される曲線下総面積。

② 経口剤の比較研究では、サンプリング時間は同一でなければならない。

③　静脈用剤と経口剤との比較研究におけるサンプリング時間は次の両方の段階を記述するため必要な時間でなければならない。
・静脈用剤の分布と排出の段階。
・経口剤の分布と排出の段階。
④　適切な参照基準をもつ経口剤または静脈用剤以外の薬物デリバリーシステムの比較研究では、サンプリング時間は適切な科学的理由にもとづかなければならない。

尿サンプルの採取

累積尿排泄・時間曲線に基づいて試験製品と参照物質を比較しなければならない場合、正当な科学的理由で他に適切な方法がない限り、尿サンプルは活性成分または治療成分、あるいはその代謝物の尿排泄の速度と量の評価ができる十分な回数で採取しなければならない。

急性薬理作用の測定

①　急性薬理作用・時間曲線に基づいて試験製品と参照物質とを比較しなければならない場合、正当な科学的理由で他に適切な方法ない限り、この作用の測定は薬理作用低下の半減期の少なくとも3倍の時間間隔で曲線下総面積を合理的に推量できるように十分な回数で実施しなければならない。
②　生物学的利用性を判断するため急性薬理作用を用いることはさらに用量関連反応の証明を

必要とすることがある。このような場合、生物学的利用性は用量・反応曲線と急性薬理作用・時間曲線下総面積を比較することによって判断できる。

〈多回投与体内生物学的利用性研究の設計ガイドライン〉

基本原則

① 場合によって、体内の活性成分または治療成分の定常状態量を決めるため試験製品と参照物質について繰り返し投与後の比較を必要とすることがある。
② 試験製品と参照物質は試験製品の表示案を反映する条件によって絶食または非絶食状態で被験者に投与しなければならない。
③ 多回投与研究は次の場合、製品の生物学的利用性を測定することが要求できる。
・吸収量ではなく吸収速度に差がある。
・被験者によって生物学的利用性に極端な変動がある。
・単回投与による血液中の活性成分または治療部分、あるいはその代謝物の濃度が非常に低く、分析による正確な決定ができない。
④ 製品が徐放製剤である。

研究設計

① 多回投与研究は正当な科学的理由で並行設計または他に適切な設計がない限り、クロスオーバーで実施しなければならない。また、定常状態に達しない場合は薬物除去期間を設けなければならない。

② 多回投与研究は、その研究が多回投与計画のもとに用量比例性を確立するか、または製品の薬物動態プロフィルを明らかにする場合、クロスオーバー設計を要求されない。

③ 薬物排出期間が要求される場合、正当な科学的理由で他に適切な方法がない限り、その排出期間は次のいずれかでなければならない。

・血液または尿で測定される活性成分または治療部分、あるいはその代謝物の半減期の少なくとも5倍。

・急性薬理作用低下の半減期の少なくとも5倍。

定常状態の達成

多回投与研究が実施されるとき、正当な科学的理由で他に適切な方法がない限り、試験製品と参照物質は定常状態に到達するため、表示に従って十分な量を投与しなければならない。

血液または尿サンプルの採取

① 定常状態での血液濃度・時間曲線にもとづいて試験製品と参照物質とを比較しなければならないとき、定常状態への到達を証明するため適切な用量投与とサンプリングを行われなけ

ればならない。

② 定常状態での累積尿排泄・時間曲線に基づいて試験製品と参照物質とを比較しなければならないとき、定常状態への到達を証明するため適切な用量投与とサンプリングを行われなければならない。

③ 定常状態で投与される単回投与の吸収と排泄段階の間、濃度・時間曲線または累積尿排泄・時間曲線下の総面積を評価するため、そして、製品の適切な表示で不可欠な半減期または血中クリアランスなど薬物動態情報を得るため、血中濃度または尿排泄を完全に特徴づけることが推奨される。

定常状態パラメーター

① ある場合、たとえば、新薬に関する研究において、多回投与研究で得られる定常状態の血中クリアランスは適切な投与勧告の支えとするため、単回投与研究で得られる血中クリアランスと比較しなければならない。

② 線形系では、多回投与定常状態研究における投与間隔中の血中濃度・時間曲線下面積は吸収される投与量部分に直接比例し、単回投与研究の曲線下の相当する「ゼロから無限」の面積と等しい。そのため、定常状態条件に到達すると、投与間隔中の血中濃度の比較によって活性成分または治療成分の吸収率が明らかになる。

③　用量依存動態（非線形系）をもつ製品の生物学的利用性の測定には正当な科学的理由にもとづく別な方法が用いられなければならない。

急性薬理作用の測定

急性薬理作用・時間曲線にもとづいて試験製品と参照物質とを比較しなければならないとき、その作用の測定は十分な回数で最大作用および作用間で重要な差がないことを証明しなければならない。

規則320.28では、「急性薬理作用または臨床的証拠と生物学的利用性との相関関係」について規定される。たとえば、徐放製剤の場合、特定効能の臨床的意義を明確にするため必要であれば、急性薬理作用または安全性および有効性の臨床的証拠と体内生物学的利用性データとの相関関係を要求できること、などである。

◇生物学的利用性および生物学的同等性研究に関するその他の規定

～前記ガイドライン以外の規定～

「体内生物学的利用性または生物学的同等性研究に用いる分析法」と題する規則320.29は分析法の感度について次のように定める。

「体液または排泄物中の活性成分または治療部分、あるいはその活性代謝物の濃度を測定するため体内生物学的利用性または生物学的同等性研究で用いる分析法、あるいは急性薬理作用を測定するため用いる方法は、体内で得られる活性成分または治療部分あるいはその活性代謝物の実際の濃度の測定に対して正確かつ十分な感度を有することが立証されなければならない」。

「生物学的利用性および生物学的同等性要件に関する照会とプロトコールのＦＤＡ審査」と題する規則320.30は次の規定を含む。

「不適当な研究や不要なヒト試験の実施を避けるため、生物学的利用性または生物学的同等性研究を計画する者は研究の開始前に研究プロトコール案をＦＤＡへ提出し、その審査をうけることを強く勧告する」。

ＦＤＡは提出されるプロトコール案が次の条件に適合するかどうかを審査する。

・生物学的利用性または生物学的同等性研究の設計は適切である。
・生物学的利用性または生物学的同等性研究に用いる参照物質は適切である。
・化学分析法および統計分析法は適切である。

体内生物学的利用性の要件と手法に関する一般的な照会はＣＤＥＲ(医薬品評価研究センター)の臨床薬理部（ＯＣＰ）に提出しなければならない。また、生物学的同等性の要件と手法に関する照会はＣＤＥＲの生物学的同等性部（ＤＢ）へ提出することが求められる。

「研究新薬申請書に関する要件の適用」と題する規則320.31では、ヒトにおける体内生物学的利用性または生物学的同等性研究を計画する者は次のような場合、「研究新薬申請書」（ＩＮＤ）の提出が求められる。

・製品は新化学成分を含む。

・放射能標識製品に関係する研究である。

・細胞毒性製品に関係する研究である。

新化学物質でない既承認の成分を含む製品のヒトにおける生物学的利用性または生物学的同等性研究を計画する者は、その研究が次の１つに該当する場合、ＩＮＤを提出しなければならない。

・正常人または患者における単回投与研究で、最大単回用量または総１日用量のいずれかが既にＮＤＡまたはＡＮＤＡで承認された製品の表示に特記する量を超える場合。

・正常被験者または患者における多回投与研究で、単回用量または総１日用量のいずれかが既にＮＤＡまたはＡＮＤＡで承認された製品の表示に特記する量を超える場合。

・徐放製品に関する多回投与研究で単回投与研究が完了しない場合。

また、ヒトにおける体内生物学的利用性または生物学的同等性研究は規則21 CFR 56に定める施設審査委員会（ＩＲＢ）の規定と規則21 CFR 50に定めるインフォームド・コンセントの規定に従って実施されなければならない。

「生物学的同等性要件の設定または改正」と題する規則320.32では、要件設定について手順が次のように定められる。

ＦＤＡは自身の発案でまたは関係者からの請願に対応して、法律５０５条（ｊ）の対象（ＡＮＤＡ）でない製品に対して生物学的同等性要件を設定する規則を提案、公示することができる。それは特定の薬剤学的同等性または薬剤学的代替性を有する十分な証拠があり、同じ治療効果を期待して使用されると判断される次のような製品である。

① 生物学的に同等でない製品。、

② 規則320.33に定める生物学的同等性評価の基準に基づく生物学的に同等な製品でないかもしれない製品。

③ ＦＤＡが生物学的同等でないと判断する製品と同じ部類の、ほかの製品に近い構造的類似性をもち、また、それに類似する物理化学的性質または薬物動態的性質をもつ部類の製品であるため、生物学的に同等な製品でないかもしれない製品。

ＦＤＡは提案を公示するかどうか判断する場合、生物学的同等性の要件を明確にするため検討すべき証拠と基準を規則案に含めなければならない。

「生物学的同等性問題の評価基準と証拠」と題する規則320.33は生物学的同等性の評価に関する基準を次のように定める。

十分な証拠によって支えられる場合、生物学的同等製品でないもの、または同等でないかもしれない製品の特定の薬剤学的同等性または薬剤学的代替性を確認するため、次のような要素が検討されなければならない。

① 患者の対照比較試験または対照比較観察によって製品が相応する治療効果を与えないという証拠。

② 対照比較生物学的同等性研究によって製品が生物学的に同等な製品でないという証拠。

③ 製品の治療可能比が狭いことを示す証拠。たとえば、LD50とED50の差が2倍以下、あるいは血液中の最小毒性濃度と最小有効濃度の差が2倍以下。また、製品の安全かつ有効な使用には慎重な用量の漸増と患者モニタリングが必要である。

④ 生物学的同等性の欠如が重症の病気または状態の治療、あるいは予防において重症の有害作用を与えるという的確な医学的判断。

⑤ 次のような物理化学的証拠。

・活性成分の水溶性が低い、たとえば、1リットル当たり5ミリグラム以下。胃の吸収に溶解が重要な場合、推奨用量を溶解するため必要な胃液量は胃に存在する量を遥かに超える（成人は１００ミリリットル、乳幼児と子供は比例配分）。
・製品の溶解速度が遅い。たとえば、公定書に記載する一般的方法か、または37℃の蒸留水もしくは精製水９００ミリリットルで1分当たり50回転のパドル式か、いずれかの試験で、30分間に50％以下の溶解である。あるいは、すでにＮＤＡの承認をうけた参照物質のそれと著しく異なる。
・その生物学的利用性の測定に活性成分の粒子の大きさおよび（または）表面積が重要である。
・活性成分の特定の物理的構造特性、たとえば、多形相、適合性、溶媒和性、複合体、結晶変態、低溶解性などは吸収に影響することがある。
・活性成分に対する賦形剤の比率が、たとえば1に対して5以上と高い。
・親水性または疎水性の賦形剤、滑剤など、活性成分または治療部分の吸収に必要な、あるいは代わりに使用されることがある特定の不活性成分が存在する場合、このような吸収を妨げることがある。

⑥　次のような薬物動態的証拠

・活性成分または治療部分、あるいはその前駆体は消化管の特殊な部分ではとんど吸収されるか、または限定の部位から吸収される。
・活性成分または治療部分、あるいはその前駆体の吸収度が低い。たとえば、それが溶液のような純粋な形で投与されるときでさえ、静脈投与と比べて通常、50％以下と低い。
・治療部分が吸収の過程で腸壁または肝臓で迅速に代謝または排泄され（第一級代謝）、そのため製品の治療効果と（または）毒性は吸収速度と量によって判断される。
・治療成分が迅速に代謝または排泄されるので、効果を上げるには迅速な溶解と吸収を必要とする。
・活性成分または治療部分が消化管の特定部分で不安定である。適切な吸収を確実にするため、緩衝剤、腸溶コーティング、フィルムコーティングなど特殊なコーティングや製剤化を必要とする。
・製品が治療範囲で、またはその近くで用量依存動態の影響をうける。生物学的同等性にとって吸収速度と量が重要である。

「ＦＤＡによるバッチ試験と証明に関する要件」と題する規則320.34は次のことを定める。

①　同じ製品のすべてのバッチが体外試験で適切であることを保証するためＦＤＡは、個々の

バッチ試験が必要であると判断すれば、製造会社に対して各バッチのサンプル提出を生物学的同等性の要件に含めなければならない。そしてＦＤＡからバッチの流通可の通告があるまで流通を控えなければならない。

② ＦＤＡは製造会社が製造した4つの連続バッチをサンプル試験し、生物学的同等性の要件に適合すると判断すれば、バッチ試験を終結する。

「各バッチの体外試験に関する要件」と題する規則320.35は次のように規定する。生物学的同等性要件に現在利用できる体外試験または製品を参照標物質と比較する、体外生物学的同等性基準が特記されている場合、製造業者はバッチごとの均一性を保証するため製品の各バッチについてサンプル試験を実施しなければならない。

「生物学的同等性試験の記録保持に関する要件」と題する規則320.36は次のように規定する。

① 製品が生物学的同等性要件に適合することを保証するため、製造業者は市販製品バッチについて行った体内または体外試験すべての記録をバッチの有効期限後少なくとも2年間保持し、要求に応じてそれをＦＤＡへ提出しなければならない。

② 申請書の部分としてＦＤＡへ提出することを意図するデータを得るため生物学的同等性研

究を別な組織と契約する者は、完全かつ正確な金銭的証明または開示のため正確な金銭的情報を研究者から得なければならない。

　また、その研究やその他すべての金銭的利益情報に対して与えられる報酬に関する情報やすべての記録は申請書承認後２年間保持しなければならない。これらの記録の保持者は要求に応じて、公認のＦＤＡ職員が適当な時間にそれらの記録をみたり、写しをとったり、点検することを許可しなければならない。

「生物学的利用性サンプルの保存」と題する規則320.38は次のような規定を含む。

生物学的利用性試験が契約のもとに実施される場合、その契約研究組織は体内生物学的利用性研究を実施した製品（試験物質）と参照標準物質のサンプルを保存しなければならない。

また、次のような試験物質、参照標準物質、そして研究のために予備のサンプルを保存しなければならない。

①　試験物質から成る製剤が、その試験物質の安全性と有効性の本質的証拠を確かめるために実施する臨床研究で用いるのと同じものである場合は、体内生物学的利用性研究で経口用液、懸濁液または注射液との比較に用いる試験物質の予備サンプル。

②　試験物質から成る製剤が、その試験物質の安全性と有効性の本質的証拠を確かめるために

実施する臨床研究で用いるのと異なるものである場合は、体内生物学的同等性研究で試験物質との比較に用いる製剤（参照標準物質）の試験物質と参照標準物質の予備サンプル。

③　新製剤、新剤形、あるいは販売承認を得た活性成分または治療部分の新塩またはエステルについては、体内生物学的同等性研究で同じ活性成分または治療部分を含む市販製品（参照基準薬）と試験物質との比較に用いる試験物質と参照基準薬の予備サンプル。

保存する予備サンプルはそれぞれ、申請書に対して要求される放出試験のすべてをＦＤＡが５回実施できるほど十分な量でなければならない。また、それらは特定の生物学的利用性研究で用いるサンプルと同じ物質由来のものであると確認できなければならない。

各予備サンプルは製品表示と合致する条件のもとで、試験が実施される区域から離れたところで、しかも許可をうけた人しかアクセスできない状態で保存されなければならない。サンプルの保存期間は、申請書が承認されてから少なくとも５年間、申請書が承認されない場合は生物学的利用性研究の終了日から少なくとも５年間である。

ＦＤＡ職員は通常、承認前査察の実施中、申請者または契約研究組織の予備サンプル保管場所から直接サンプルを採取する。ＦＤＡ職員が直接サンプルを採取できない場合、職員は申請者または契約研究組織に対して、指定する場所に予備サンプルを配送するよう要求できる。ＦＤＡが予備サンプルの採取をしないか、あるいはその配送を要求しない場合には、申請者または契約研究組織は、前述の場合と同様に5年間予備サンプルを保存しなければならない。

ＦＤＡへの予備サンプル提出にあたり申請者または契約研究組織は、そのサンプルが特定の生物学的利用性または生物学的同等性研究に用いられたサンプルと同じ物質由来のサンプルであることを保証する文書を同時に提出しなければならない。

契約研究組織は、予備サンプルの保管を適切な独立の第三者機関に委託することができる。この場合、契約研究組織は、研究スポンサーに対して、その予備サンプルが保管されることになる施設の名前と住所を文書で知らせなければならない。

また、予備存サンプルの保管が必要な生物学的利用性または生物学的同等性研究の実施契約研究組織が事業を中止した場合、その予備サンプルは適切な独立の第三者機関に移管し、移管について文書で研究スポンサーに通知するとともにその予備サンプルを移管する施設の名称と住所を知らせなければならない。


「生物学的同等性サンプルの保管」と題する規則320.63はサンプルの保管について次のように規定する。

ＡＮＤＡ申請者が生物学的同等性試験を契約のもとに実施した場合、契約研究組織はＡＮＤＡの承認に必要な体内または体外生物学的同等性研究で用いる試験物質と参照基準薬の予備サンプルを保管しなければならない。

申請者または契約研究組織は予備サンプルを前述の規則（320.38）「生物学的利用性のサンプル保存」で定める期間保管し、また要求に応じてＦＤＡへそれを提出しなければならない。

◇医薬物質の多形性の問題
～生物学的利用性データに及ぼす影響～

医薬物質は、病気の診断、治癒、緩和、治療または予防で、薬理活性や、その他の直接的効果を与えること、または人体の構造や機能に影響を及ぼすことを意図する活性成分を意味する（ただし、このような成分の合成に用いる中間体は含まれない）。

医薬物質の物理化学的性質が、たとえば有効成分の多形性が製品の効果や安全にどのような影響を与えるかというような観点で論じられることは少ないようである。ＡＮＤＡの承認に関連して有効成分の化学、製造および管理（ＣＭＣ）に関する情報が生物学的同等性へ重要な影響を与えることがあるので、申請者は医薬物質の多形性（ポリモルフィズム）についても情報を求められることがある。

ＦＤＡは「ＡＮＤＡ：薬剤多形―化学、製造および管理情報」と題する業界向けガイダンスで、申請者の注意を喚起するとともに、物質の多形性に関して研究することを申請者に求める。このガイダンスでは、溶媒和物や水和物は勿論のこと、結晶と非結晶（アモルファス）に関することが論じられる。ガイダンスは結晶形と溶媒和物について、次のような説明を与えている。

・結晶形は分子配列および（または）配座が異なる結晶格子をもち、アモルファスは明らかな結晶格子をもたない不規則な分子配列より成る、また、

・溶媒和物は溶媒の化学量論量または不定比量（非化学量論量）のいずれかを含む結晶形である。取り込む溶媒が水の場合、溶媒和物は一般的に水和物として知られる。

〔注〕化学量論：化学反応の量的関係を説明する理論。化学量論にしたがった化学反応量が化学量論量である。また、構成元素の質量比が一定でなく、それから外れる不定比を示す化合物を不定比性化合物というが、不定比性化合物は化学量論に従わないので、非化学量論組成ともいわれる。

医薬物質の多形相は融点、化学的活性、見かけ上の溶解度、溶解速度、光学的および物理的性質、蒸気圧、密度など、化学的性質や物理的性質が異なることがある。これらの性質は医薬物質および医薬製品の処理や製造の能力に直接影響する場合がある。また、製品の安定性や溶解性、それに生物学的利用性にも同様に影響を与えることがある。多形相はこのような性質のため、製品の質、安全性、効果に影響を与える可能性がある。

医薬物質の多形性を特徴づけるため用いることができる方法がいくつかある。単結晶X線回折

による非等価構造の立証は多形性の明確な証拠とみなされる。そのほか、顕微鏡、熱分析、分光法などの分析法がある。

多形性が医薬品に与える影響には特に次のようなものが考えられる。

・溶解度、溶出性、生物学的利用性および生物学的同等性への影響
・製品の製造への影響
・安定性への影響

生物学的同等性への影響

医薬物質の固体性はその見掛け上の溶解度に関して重要な影響を及ぼすことがある。いろいろな多形相で存在する医薬物質は水溶解度と溶解速度に差がある。各種の多形相の見掛け溶解度に差があると、医薬製品の生物学的利用性や生物学的同等性に差が出る可能性がある。

多形相の見掛け溶解度の差が生物学的利用性や生物学的同等性に影響するかどうかは、胃腸の運動性、医薬品の溶解度、腸の透過性など医薬品吸収の速度と量に影響力をもつ各種の生理的要因によって変わる。吸収が単にその溶解度だけけて制限される医薬品では、各種の多形相の見掛け溶解度の差が大きければ、生物学的利用性や生物学的同等性に影響が出るかもしれない。一方、吸収がその腸透過性だけによって制限される医薬品では、多形相の見掛けの溶解度が生物学的利用性や生物学的同等性に影響を与える可能性は低い。そして、多形相の見掛け溶解度が空腹と関

連して迅速であれば、多形相の溶解度の差が生物学的利用性や生物学的同等性に影響する可能性はない。

ジェネリック薬と参照リスト薬（ＲＬＤ）との体内生物学的同等性の証明で、体外溶解度試験はジェネリック薬のロットごとの品質を評価するため用いられる。医薬品の溶解度試験は生物学的利用性と物理的（安定性）観点の両方から製品の品質を確認、管埋するため適切な手段である。特に、生物学的利用性と生物学的同等性に影響することもある多形相の不用意な変更は製品の溶解度試験によって発見されることが多い。

製品や安定性への影響

ガイダンスは、医薬物質の多形相に関して、生物学的利用性や生物学的同等性以外の製品への影響に対して注意を喚起している。吸湿性、粒子の形、密度、流動性、コンパクト性など、物理的性質の異なることによる影響である。これらも医薬物質の処理や医薬製品の製造に重要な影響を与えることがある。ＡＮＤＡ申請者はジェネリック薬が信頼できる適正なプロセスで製造されることを保証するためには、医薬物質の多形性に十分注意を払わなければならない。

医薬物質の多形相は乾燥、粉末化、微粉化、湿式造粒化、スプレー化、圧縮のような製造工程にさらされると、その相が変化することがある。湿度とか温度のような環境条件にさらされると、多形変換を起こすことがある。変換の程度は一般的に多形体の安定性や相変換への動力学的障壁、あるいはそれに加える圧力によって異なる。しかし、適正な製造工程部分としてその重要な変動が十分理解され、かつ製品の生物学的利用性や生物学的同等性が証明されるときは、変換が恒常的に起こることを条件に相の変換は一般に重大な懸念とはならない。

多形体は物理的・化学的（反応性）性質が異なる場合がある。熱力学的にもっとも安定した医薬物質の多形体はその開発中に他の多形相への変換の可能性が少ないこと、そして化学的安定性の高いことを基本に選択されることが多い。しかし、生物学的利用性を高めるとか、その他いろいろな理由によって準安定性の多形体が選ばれることもある。そのため、ＡＮＤＡ申請者はジェネリック薬が適切な安定性を示すことを立証しなければならない。

参照リスト薬（ＲＬＤ）との同等性の問題

「連邦食品医薬品化粧品法」（ＦＤＣ法）の５０５条（ｊ）（２）は、ＡＮＤＡに対してジェネリック薬の活性成分（医薬物質）が参照リスト薬（ＲＬＤ）のそれと同じであることを示す情報を要求する。また、５０５条（ｊ）（４）は、活性成分が参照リスト薬のそれと同じものであることを示す情報が不十分であると判断しない限り、ＦＤＡはＡＮＤＡを承認しなければならないと定める。

この法律のもとに、ＦＤＡはジェネリック薬がＲＬＤと「同じ」であるかどうかを審査して承認する。「同じ」という言葉は「活性成分が同一」の意味と解釈する。ジェネリック製品の活性成分（医薬物質）は、同一性の基準に適合すれば、参照リスト薬の医薬物質と同じであるとみなされる。

特定の医薬物質で「アメリカ薬局方」（USP）にそのモノグラフがある場合、同一性は、一般にモノグラフの最初にある定義（たとえば、化学名、実験式、分子構造）を基準とする。ただし、FDAは医薬物質の同一性の基準として、新たに適切な基準を追加記載することもできる。

医薬物質の多形相は固体の内部構造によって異なるが、化学構造に差はない。活性成分の「同一性」に関して、FDAは1992年、ジェネリック薬の活性成分とRLDの活性成分が同じ物理的・化学的性質を示すことをANDA申請者に要求するという提案を否定した。これによって、法律と規則のもとでANDA承認に対して、医薬物質の多形相の違いは異なる活性成分の医薬物質とされないこととなった。

同一性基準に適合することに加えて、ANDA申請者は、製品が十分な安定性をもち、かつRLDと生物学的に同等であることが求められる。多形相が製品の安定性と生物学的同等性に影響を与える一方で、これらの性能特徴は製剤、製造工程、その他医薬物質や賦形剤の物理化学的性質（たとえば、粒子の大きさ、水分）によって左右される。FDAはANDA申請者がRLDのそれと異なる多形相の医薬物質を用いて生物学的同等性と安定性を示すジェネリック薬をつくることを排除することはできない。これはジェネリック薬の医薬物質が参照リスト薬の医薬物質と

図19　デシジョンツリー１

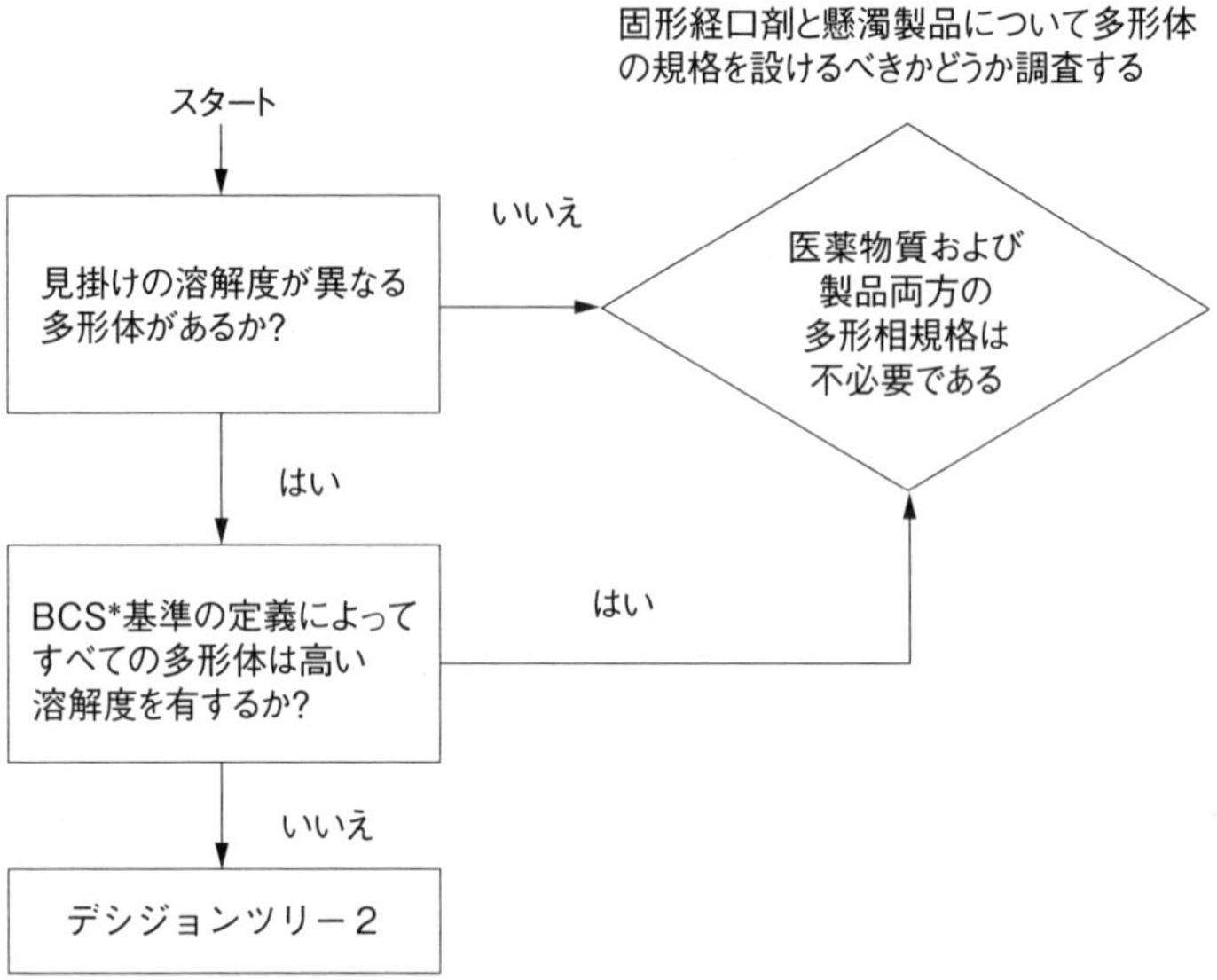
固形経口剤と懸濁製品について多形体の規格を設けるべきかどうか調査する
スタート
見掛けの溶解度が異なる多形体があるか?
いいえ
医薬物質および製品両方の多形相規格は不必要である
はい
BCS*基準の定義によってすべての多形体は高い溶解度を有するか?
はい
いいえ
デシジョンツリー２

（注）　＊BCS とは「生物薬剤分類システム」(Biopharmaceutics Classification System) の略語である。

同じ多形相をもつ必要のないことを意味する。

　これまで長年にわたり、RLDの医薬物質（たとえば、ワルファリンナトリウム、ファモチジン、ラニチジン）と異なる多形相の医薬物質を含む多くのジェネリック薬のANDAを承認してきた。さらに、相当するRLDの医薬物質（たとえば、塩酸テラゾシン、アムピシリン、セファドロキシル）の溶媒和物または水和物と異なるジェネリック薬のANDAも承認してきた。

固形経口薬と経口懸濁液剤の多形相規格設定の必要性

ガイダンスはＡＮＤＡ申請者に対して固形経口薬と経口懸濁液剤の多形相について規格を設定することが適切かどうか評価を求める。図19はその評価プロセスである。意思決定の流れを示すこのデシジョンツリー１で示される概念的なフレームワークは主として製品の生物学的利用性と生物学的同等性に影響を与える可能性のある多形相に規格を設けるかどうかの意思決定の流れ図であるが、申請者はさらに製品を製造する能力や製品の安定性に関して多形相がもつ影響を配慮することが必要である。

すべての製剤の見掛け上の溶解度が同じか、またはすべての製剤が非常に溶けやすい場合、多形体は生物学的利用性や生物学的同等性に関して重要な影響を与えることはない。ＡＮＤＡ申請者は医薬物質の多形体について適切な情報を得ることが望ましい。それらの情報は科学文献、特許、公定書、その他文献、ときに多形体のスクリーニングを行うことによって得られる。

〔参考〕生物薬剤分類システムに基づく固形経口剤の生体内生物学的利用性と生物学的同等性研究の適用除外のガイダンス

ＦＤＡは２０００年８月、「生物薬剤分類システムに基づく固形経口剤の生体内生物学的利用性と生物学的同等性研究の適用除外」と題するガイダンスを発表した。その目的は、ＢＣＳ（生物薬剤分類システム）の行政適用を拡大して医薬品の分類法を勧告すること、そして、どのようなときＢＳＣに基づいて生物学的利用性と生物学的同等性の適用除外を請求できるかを説明することであった。

ＢＣＳは水溶解度と腸透過度にもとづいて医薬物質を分類する科学的なフレームである。医薬製品の溶出（dissolution）、溶解度（solubility）、腸透過度（intestinal permeability）という薬物吸収速度と量を左右する３つの主要な要素を考慮に入れ、医薬物質を次のように分類する。

クラス１：高溶解度―高透過度
クラス２：低溶解度―高透過度
クラス３：高溶解度―低透過度
クラス４：低溶解度―低透過度

この分類に加えて、短時間作用型（Immediate-release：IR）固形経口剤は、急速または遅速溶解の２つに分けられる。

溶解度：この分類の境目は適用除外請求の対象であるＩＲ製品の最高投与力価に基づく。pH１～７．５の範囲で２５０㎖またはそれ以下の水に溶ける場合、高溶解度（高可溶性）とみなす。２５０㎖は絶食被験者に対して医薬製品の投与を記述する典型的な生物学的同等性研究プロトコールを参照とした。

透過度：この分類の境目は間接的なヒトにおける医薬物質の吸収量と、直接的なヒト腸粘膜の物質移動速度の測定に基づく。胃腸での安定性を示唆する証拠がないとき、医薬物質のヒトにおける吸収量が物質バランス測定または静脈参照投与量との比較に基づき、投与量の90％またはそれ以上であると判断されるとき、高透過度であるとみなされる。

溶出：ＵＳＰに定める器具Ⅰを用いて30分以内に医薬物質の表示量の85％以上が溶けるとき急速溶出とみなされる。溶出測定は次の通りである。

・ＵＳＰⅠ（バスケット）１００rpmまたはＵＳＰⅡ（パドル）50rpm
・溶出溶媒（９００mL）：①０・１Ｎ塩酸または類似胃液（酵素なし）、②pH４・５緩衝液（酵素なし）、それに③pH６・８緩衝液または類似腸液（酵素なし）
・試験製品と参照製品の溶出プロフィルの比較

〈生物学的利用性および生物学的同等性研究の適用除外が請求できる医薬物質〉

ＢＣＳ基準の適用除外を求める医薬物質は高溶解度と高透過度でなければならない。そのため、スポンサーは次のような情報をＦＤＡに提出しなければならない。

迅速溶出および類似の溶出を支えるデータ

・溶出試験に用いられるＩＲ製品の簡単な記述（バッチまたはロット番号、有効期限日、力価、重量を含む）。

・USP器具IまたはIIの所定の試験法を用いて試験製品と参照製品の12個単位で得られる溶出データ。特定する各試験の間隔で溶出される表示記載の％は各投与単位ごとに報告しなければならない。平均溶出％、溶出範囲（最低と最高）、変動係数（相対標準偏差）を表にする。
・3種類の溶媒それぞれで試験製品と参照製品の溶出プロフィルの類似性を支えるデータ。

高透過度を支えるデータ

・ヒト薬物動態では、薬物動態データとともに用いる研究設計と方法に関する情報。
・直接透過度では、研究法の記述、被験者、動物または上皮細胞株の選択基準、ドナー体液中の薬物濃度、分析法の記述、吸収量または透過度の計算法、そして、もしあれば排出の可能性に関する情報（たとえば双方向輸送データ）。
・方法の適合性を確立するため用いるヒトにおける吸収量（平均、標準偏差、変動係数）、各モデル薬の透過度値と透過度分類、それに低／高透過度分類の境目と選択した内部標準の同定による透過度機能として吸収量（平均＋標準偏差または95％信頼区間）に関するデータ、それに選択したモデル薬リスト。
試験医薬物質の高透過度を支える情報は、医薬物質に関する透過度データ、内部標準（平均、標準偏差、変動係数）、安定性情報、あれば能動輸送メカニズムを支えるデータ、それに試験医薬物質の高透過度を確立するため用いる方法を含まなければならない。

高溶解度を支えるデータ

・分析法や緩衝成分に関する情報を含む試験法の記述。
・化学構造、分子量、医薬物質の性質（酸、塩基、両性、中性）、解離定数（pKa）に関する情報。
・溶液のpH、薬物溶解度（たとえばmg／mL）、最高用量を溶解するため必要な溶媒量を表にした試験結果（平均、標準偏差、変動係数）。
・平均pH-溶解度プロフィルのグラフ。

透過度測定で使用するモデル薬

ガイダンスは透過度測定で使用するモデル薬として次のような医薬物質を提案する。これらの化合物の透過度はＦＤＡが利用できるデータに基づいて決められる。また、内部標準物質および排出ポンプ基質の可能性も確認される。なお、「高」は高透過度を、「低」は低透過度を表す。

アンチピリン（高、内部標準候補）、カフェイン（高）、カルバマゼピン（高）、フルバスタチン（高）、ケトプロフェン（高）、メトプロロール（高、内部標準候補）、ナプロキセン（高）、プロプラノロール（高）、テオフィリン（高）、ベラパミル（高、排出ポンプ器質）、アモキシシリン（低）、アテノロール（低）、フロセミド（低）、ヒドロクロルチアジド（低）、マニトール（低、内部標準候補）αメチルドパ（低）、ポリエチレングリコール４００（低）、ポリエチレングリコ

図20　デシジョンツリー2

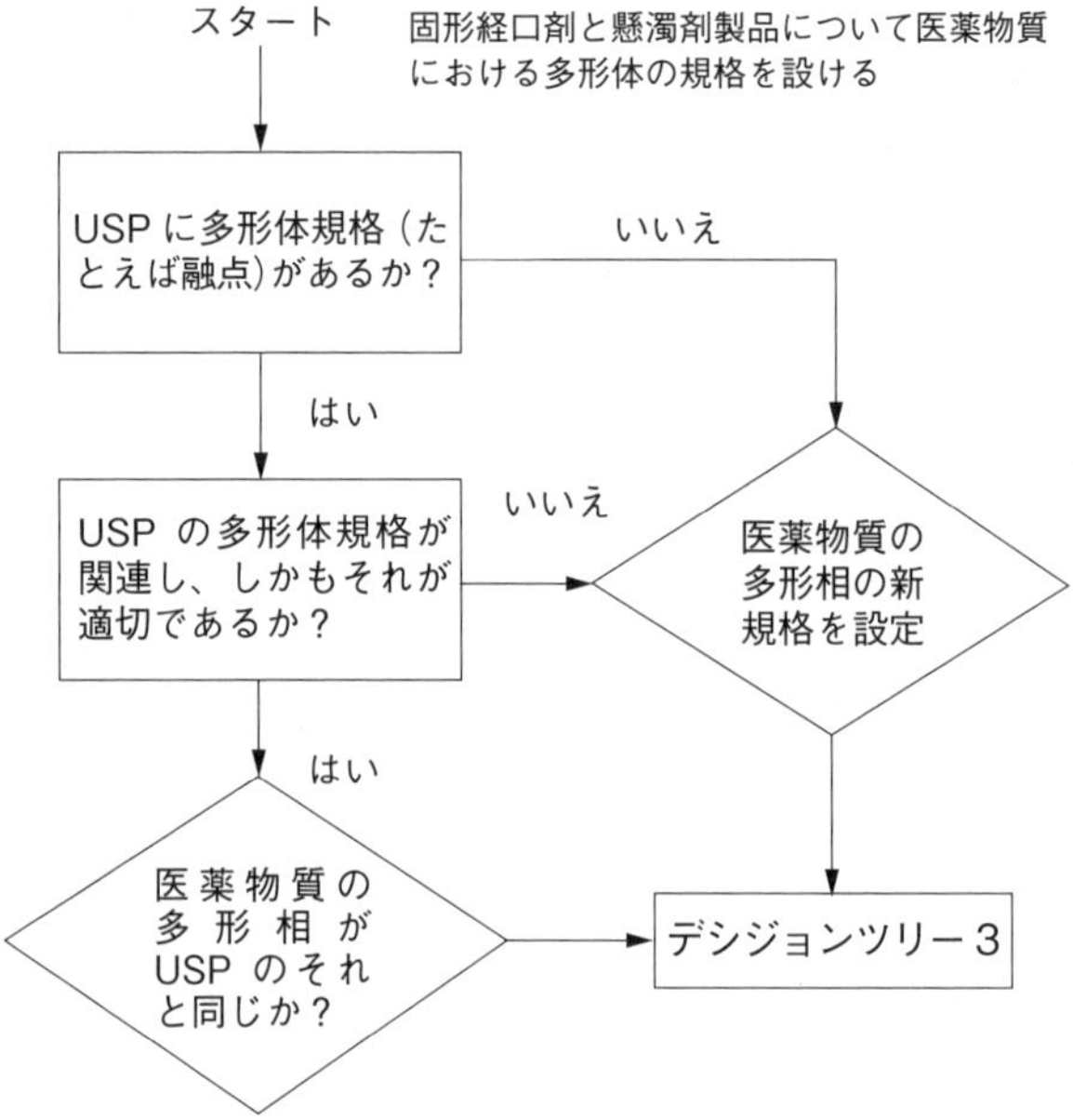
スタート
固形経口剤と懸濁剤製品について医薬物質における多形体の規格を設ける
USPに多形体規格（たとえば融点）があるか？
いいえ
はい
USPの多形体規格が関連し、しかもそれが適切であるか？
いいえ
医薬物質の多形相の新規格を設定
はい
医薬物質の多形相がUSPのそれと同じか？
デシジョンツリー3

ール1000（低）、ポリエチレングリコール4000（低、ゼロ透過度マーカー）、ラニチジン（低）

固形経口薬と経口懸濁液剤の多形相の規格設定の流れ

図20のデシジョンツリー2は少なくともその1つがBCS基準に基づく低溶解度とわかる場合に医薬物質の多形体の規格設定の流れを示したものである。多形相に関連する適切な規格がUSPにあれば、ANDA申請者は医薬物質の多形相に対してこれらの規格を採用することができる。それ以外では医薬物質の多形相の新しい規格を設定することが推奨される。

図21のデシジョンツリー3は製品の

図21　デジジョンツリー３

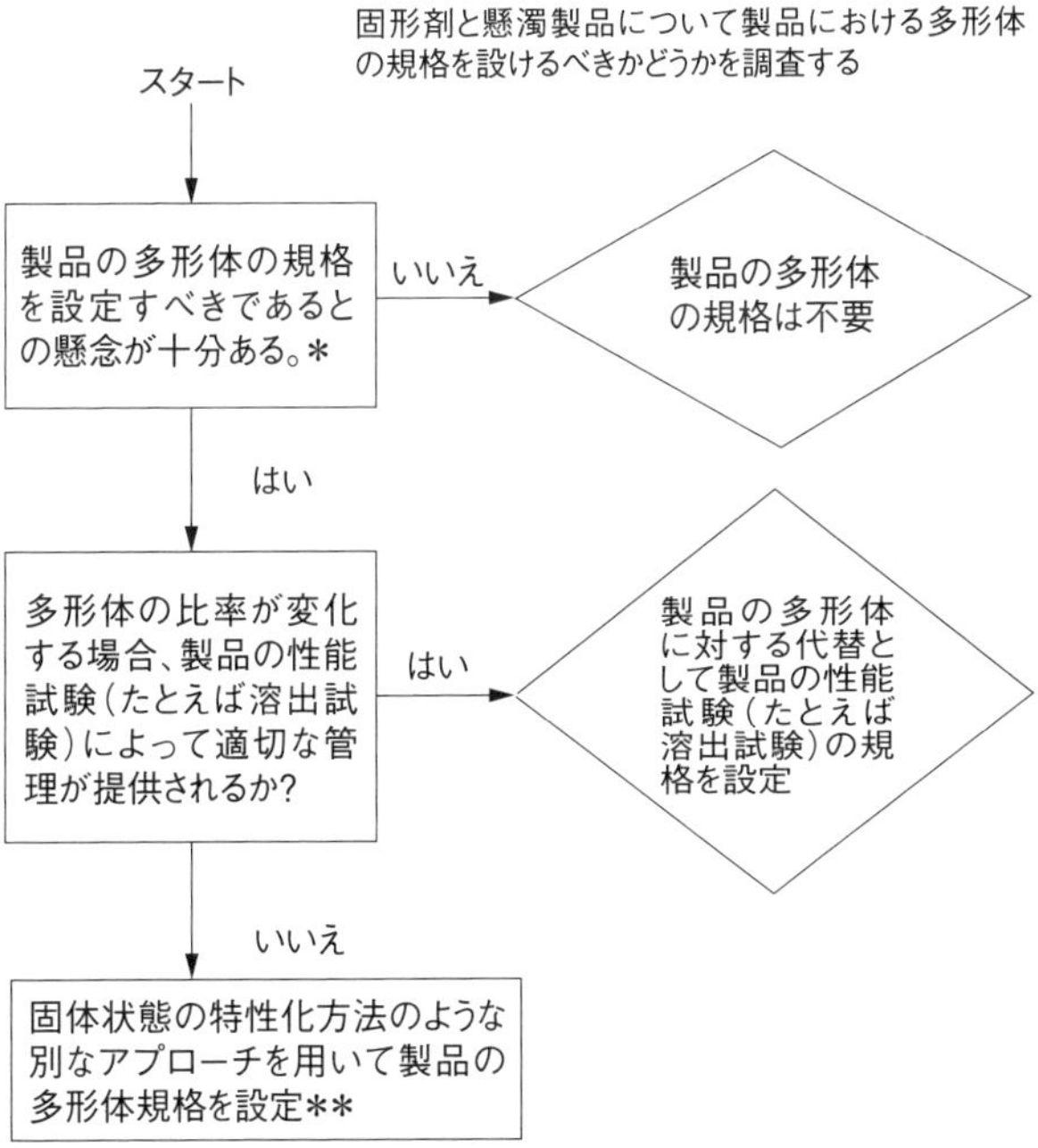
固形剤と懸濁製品について製品における多形体の規格を設けるべきかどうかを調査する
スタート
製品の多形体の規格を設定すべきであるとの懸念が十分ある。＊
いいえ
製品の多形体の規格は不要
はい
多形体の比率が変化する場合、製品の性能試験（たとえば溶出試験）によって適切な管理が提供されるか?
はい
製品の多形体に対する代替として製品の性能試験（たとえば溶出試験）の規格を設定
いいえ
固体状態の特性化方法のような別なアプローチを用いて製品の多形体規格を設定＊＊

（注）　＊一般的にいえば、最も熱力学的に安定な多形体が用いられるか、または既承認の同じ剤形製品に同じ多形体が用いられる場合は関係ない。

＊＊製品の性能試験（たとえば溶出試験）は、生物学的利用性や生物学的同等性に影響を与える可能性のある低溶解性の医薬品に対して、一般的に多形体の比率変化の管理を適切にすることができる。まれに、製品の多形相の特性化を推奨されることがある。

多形体の規格を設定するかどうか検討するときのアプローチの流れである。熱力学的にほとんど安定な多形体が用いられるか、または同じ多形体が同じ剤形の既承認製品に用いられると、一般的に医薬製品の多形体規格は不要である。しかし、製造工程が多形相に影響を与えることがあるので、準安定的な相が使用されるときには注意を要する。

◇オレンジブックの治療的同等性評価

～処方せん薬の同等性、特許、独占権などの情報を収載～

ＦＤＡは、承認した医薬品に関する情報をオレンジブックに掲載する。オレンジブックは1年ごとにまとめて発刊されるが、その追補は毎月発行される。２０１０年に発行されたオレンジブックは第31版である。オレンジブック（第31版）には1万２７５１の新薬（先発薬）が収載され、その新薬のうちジェネリック版が存在するのは1万72に上る。

オレンジブックに掲載される情報には、承認された処方せん薬の治療的同等性評価が含まれる。この評価は医療機関、医師、薬剤師にとって医療費抑制にも役立つとされるが、オレンジブックに記載される治療同等性評価は製品の法的立場に影響を与えるＦＤＡの公的な措置ではない。

オレンジブックに収載される医薬品情報は次の４つに大別される。

(1)　承認をうけた処方せん薬とその治療的同等性評価。
(2)　現存のＯＴＣモノグラフの範囲に入らないため、ＮＤＡまたはＡＮＤＡ承認がなくては販売できないＯＴＣ製品。
(3)　ＣＢＥＲ（バイオロジクス評価研究センター）が承認する医薬製品。
(4)　未販売、輸出用、軍用、販売中止または安全性や有効性以外の理由によって承認取消をうけた医薬品の累積リスト。

医薬製品リストは、処方せん薬とＯＴＣ薬のカテゴリー別に活性成分ごとにアルファベット順で配列される。リストには単一成分と複数成分の製品情報が含まれる。１９８４年からジェネリック薬に対する暫定承認制度が発足したが、暫定承認の製品は、ＦＤＡの最終的な販売承認が出た後でオレンジブックに掲載される。

〔参考〕オレンジブック（第31版）の目次

1・4　参照リスト薬
1・5　一般方針と法的立場
1・6　実施者と使用者の責任
1・7　治療的同等性評価コード
1・8　特別事情の記述
1・9　医薬品本体の治療的同等性コード変更
1・10　単一製品の治療的同等性評価の変更
1・11　廃止事項
1・12　オレンジブックの変更
1・13　本書の利用性
2　医薬製品リストの使用法
2・1　医薬製品リスト使用のための重要事項
2・2　医薬製品の実例
2・3　治療的同等性評価実例
医薬製品リスト
処方せん薬リスト
OTC薬リスト
法505条のもとで承認の医薬製品リスト
廃止医薬製品リスト
オーファンドラッグ指定と承認リスト
体内生物学的利用性で立証しなければならない医薬製品

付録
A　製品名索引
B　申請者別製品名索引
C　統一用語
補遺　特許および独占情報
A　処方せん薬およびOTC薬の特許と独占権リスト
B　特許および独占権用語

オレンジブックから検索できる医薬製品情報は次の通りである。

・活性成分
・剤形
・投与経路
・販売名
・申請者
・力価
・新薬申請書承認の種類：NDAまたはANDA
・NDA番号
・製品番号

・治療同等性コード
・承認日
・参照リスト薬（ＲＬＤ）
・承認薬のタイプ：Rx、ＯＴＣ，製造中止製品（ＤＩＳＣＮ）
・申請者の全氏名
特許に関してオレンジブックから検索できる情報は次の通りである。
・新薬申請書の種類：ＮＤＡまたはＡＮＤＡ
・ＮＤＡ番号
・製品番号
・特許番号
・特許有効期間の終了日
・医薬物質フラグ：ＦＤＡ様式３５４２で提出される特許はスポンサーが医薬物質特許を提出したことを示す医薬物質フラグを有する。
・医薬製品フラグ：ＦＤＡ様式３５４２で提出される特許はスポンサーが医薬製品の特許を提出したことを示す医薬製品フラグを有する。
・特許使用コード

・特許リスト削除要求フラグ：スポンサーが特許削除を要求した。この特許は最初のスポンサーが一定期間この特許に対してパラグラフⅣ証明にもとづく１８０日独占権の資格を維持することができるため、そのままリストする。

独占権に関してオレンジブックから検索できる情報は次の通りである。

・新薬申請書の種類：ＮＤＡまたはＡＮＤＡ
・ＮＤＡ番号
・製品番号
・独占コード
・独占日付：独占有効期限

◇生物学的同等性研究に関連するデータすべての提出（ガイダンス）

～生物学的同等性基準の適合を立証しないデータも提出が求められる～

２００９年1月16日、ＦＤＡは「生物学的利用性および生物学的同等性の要件」と題する規則を改正して、ＡＮＤＡ申請者がジェネリック製品の承認申請のために実施したすべての生物学的同等性研究のデータ提出を要求することとした（規則320.21(a)(1)）。規則はＡＮＤＡ申請者に対して次のいずれかを申請書に含めなければならないと規定する。

(1)　ＡＮＤＡ対象の医薬製品が参照リスト薬と生物学的に同等であることを立証する証拠——承認を得るため依存する生物学的同等性研究について完全な研究報告書と「同じ医薬製剤」に関して実施したすべての生物学的同等性研究の完全な報告書または要旨。要旨によってＦＤＡが製品に生物学的同等性の問題や不安があると判断すれば、ＦＤＡは申請者に完全な報告書の提出を要求することができる。

(2)　申請のジェネリック製品が、参照リスト薬と生物学的に同等であって、ＦＤＡが体内生物学的同等性を証明する証拠の提出を免除できることを示す情報。

規則のもとに、２０１１年5月、ＦＤＡは「生物学的同等性データ要旨のＡＮＤＡ提出」という表題の業界向けガイダンスを公示した。

ガイダンスは、ＡＮＤＡ申請者に対してジェネリック製品が現行の生物学的同等性基準に適合することを立証していない研究を含め、承認を求める製品に関して実施したすべての生物学的同等性研究のデータ提出を求める。それとともに、「同じ医薬製剤」に関して実施したすべての生物学的同等性研究の完全研究報告書またはそのデータの要旨報告書いずれかをＦＤＡに提出しなければならない。

それまでジェネリック製品の申請で、生物学的同等性研究はＡＮＤＡ基準（90％信頼区間限度が80～１２５）に適合することを立証するデータだけを提出すればよかった。しかし、この規則改正によって生物学的同等性基準に適合を示さなかった研究を含め、その「同じ医薬製剤」に関して実施した追加的な生物学的同等性研究データも提出しなければならなくなった。

規則320.1(g)はこの「同じ医薬製剤」を次の通り定義する。

「承認を求めて提出される医薬製品の製剤、それに承認を求めて提出される製剤と組成または製造法に軽微な差があるがＦＤＡの生物学的同等性の決定が適切であるとするほど類似している製剤」。

この定義は同じかまたは異なる製造部門のいずれかで製造されることに関係なく適用される。

〈生物学的同等性研究データの提出〉

生物学的同等性に関する規則のもとに、ＡＮＤＡ申請者は次のようなＡＮＤＡ書類に含まれる医薬製品と同じ製剤に関して実施するすべての生物学的同等性研究の情報を提出することが求められる。

・「簡略申請書の内容とフォーマット」と題する規則314.94で規定されるＡＮＤＡ。
・「未承認の簡略申請書の修正」と題する規則314.96(a)で規定されるＡＮＤＡ」
・「生物学的利用性および生物学的同等性データの提出要件」と題する規則320.21(c)のもとで

生物学的同等性研究を要求されるＡＮＤＡ変更。

・適合性請願（Suitability Petition）のもとに提出されるＡＮＤＡ（規則314.93）

・ＡＮＤＡ年次報告書［314.81(b)(2)(vi)]

〔注〕適合性請願：ＦＤＣ法５０５条（ｊ）（２）（Ｃ）は次のように規定する。

参照リスト薬と異なる活性成分の製品、あるいは参照リスト薬と異なる投与経路、剤形、力価の製品をＡＮＤＡ申請しようとする者は、ＦＤＡ長官に対してこのような申請書の提出許可を求める請願書を提出しなければならない。長官は請願書の提出から90日以内に、その請願書を承認するか、不承認とするか決定しなければならない。そして、次のように判断しない限り、長官は請願書を承認しなければならない

①　参照リスト薬と異なる活性成分の、あるいは参照リスト薬と異なる投与経路、剤形、力価のそれら製品は、安全性と有効性を示す研究を実施しなければならない。

②　参照リスト薬と異なる活性成分をもつ製品は、ＡＮＤＡ提出で要求する情報に基づいて評価するとき、安全かつ有効であると適切に評価できない。

〈製剤間の差〉

ガイダンスでは、製剤を比較するとき、短時間作用型（即効型）（ＩＲ）と徐放型（ＥＲ）製剤に関して、次のような組成の差を論議する。

・比較される製剤間の品質と性能に関して、検知できる影響をもつ可能性のない組成の軽微な

差。

――このような差は、同じ医薬製剤の定義に合致する製剤でおそらく起こる。このような製品については、生物学的同等性研究データが提出されなければならない。

・比較される製剤間の品質と性能に関して、重要な差を生じる可能性のある組成の差。

――このような差は、同じ医薬製剤の定義に合致しない製剤でおそらく起こる。このような製品については、生物学的同等性研究の提出は必要としない。

A　短時間作用型医薬製品（Immediate-Release Drug Product）

●同じとされる製剤

同じとされる製剤間の軽微な差は次のような差を含む。

・医薬製品の色彩や香りに影響を与える成分の差。

・印刷インク成分の差。

・賦形剤の技術的等級や規格の差。

・医薬物質または賦形剤の粒子の大きさの差。

賦形剤の量が異なる製剤は次のような場合、同じ医薬製剤であるとみなされる。

・個々の賦形剤について、比較する製剤間の重量差が表７に示す％より少ないか等しい場合。

表７　短時間作用型製剤―賦形剤の重量差

賦形剤	２製剤間の賦形剤重量の差≦（％）
充填剤	10
崩壊剤 スターチ その他	 6 2
結合剤	3
滑剤 ステアリン酸カルシウム その他	 0.5 2
流動促進剤 タルク その他	 2 0.2
フィルムコート	2

・すべての賦形剤の重量差の累計が10％より少ないか等しい場合。

〔同じとされる製剤の事例〕

・試験製剤Ａの充填剤の量が１０５mg、販売予定製剤Ｂの同じ充填剤の量が１００mgであるとき、賦形剤（充填剤）の重量差は５％である。製剤ＡとＢは充填剤の重量差が10％より少ないので同じと考える。

・複数の賦形剤の場合、試験製剤Ａが充填剤95mgと崩壊剤１０３mgを含み、販売予定製剤Ｂが同じ充填剤１００mgと同じ崩壊剤１００mgを含むとき、充填剤の重量差は５％、崩壊剤の重量差は３％である。累計の変化は８％、全賦形剤の差は８％以下であるので、製剤ＡとＢは同じと考える。

●同じでないとされる製剤

同じでないとされる製剤間の差には賦形剤の追加または削除が含まれる（製品の色や香りに影響を与えることを意図する成分差、または印刷インクの成分差は除く）。同じ賦形剤の製剤であっても次のいずれかに該当するものは同じとみなされない。

・個々の賦形剤で比較する製剤間の賦形剤の重量差が、表７に示される％を超える。

・すべての賦形剤の重量差の累計が10％を超える。

〔同じでないとされる製剤の事例〕

・試験製剤Ａの充填剤の量が１１５mg、販売予定製剤Ｂの充填剤の量が１００mgのとき、賦形剤の重量差は15％である。２つの製剤間で充填剤の重量差が10％より高いので、製剤ＡとＢは同じとみなされない。

・複数の賦形剤変更の場合、試験製剤Ａが充填剤90mg、崩壊剤１０６mgを含み、販売予定製剤Ｂが充填剤と崩壊剤をともに１００mg含むとき、充填剤の重量差は10％、崩壊剤の重量差は６％である。累計の重量差は16％となり、両製剤は同じとみなされない。

短時間作用型製剤に対しては、医薬物質の異なる多形体を含む試験製剤に関する研究の提出も求められる。

Ｂ　徐放型医薬製品（Extended-Release Drug Product）―非放出制御賦形剤（Nonrelease Controlling Excipient）

表８　徐放製剤―賦形剤の重量差

非放出制御賦形剤	２製剤間の賦形剤の重量差≦（％）
充填剤	10
崩壊剤 　スターチ 　その他	 6 2
結合剤	1
滑剤 　ステアリン酸カルシウム 　その他	 0.5 2
流動促進剤 　タルク 　その他	 2 0.2
フィルムコート	2

●同じとされる徐放型製剤

同じとされる製剤間の軽微な差は次のようなものを含む。

・製品の色や香りに影響を与えることを意図する成分の差。
・承認の印刷インク成分の差。
・非放出制御賦形剤の技術的等級や規格の差。
・医薬物質または賦形剤の粒子の大きさの差。

同じ非放出制御賦形剤の量が異なる製剤は、次のような場合、同じ医薬製品とされる。

・個々の賦形剤について比較する製剤間の賦形剤の重量が、表８に記載される％よりも低いかまたは等しい。
・すべての賦形剤の重量差の累計が10％より低いかまたは等しい。

●同じでないとされる徐放型製剤（非放出制御賦形剤）

同じでないとされる製剤間の差は次のような場合を含む。
・放出制御賦形剤の追加または削除（製品の色や香りに影響を与えることを意図する成分の差、あるいは印刷インクの成分の差は除かれる）。
・比較する製剤間の非放出制御賦形剤の重量差が表8に記載する％を超える場合。
・すべての非放出制御賦形剤の累計重量差が10％を超える場合。
徐放型製剤に対しては、医薬物質の異なる多形体を含む試験製剤に関する研究の提出も求められる。

C　徐放型医薬製品―放出制御賦形剤（Release Controlling Excipient）

●同じとされる徐放型製剤
同じとされる製品製剤に由来する軽微な差は次のものを含む。
・放出制御賦形剤の技術的等級や規格における差
・医薬物質または賦形剤の粒子の大きさの差
・放出制御賦形剤の量の差。販売を予定する製剤と比較する試験製剤の放出制御賦形剤の重量差が10％より低いか、またはそれと等しい。
●同じでないとされる徐放型製剤
同じでないとされる製品製剤に由来する差は次の場合を含む。

・放出制御賦形剤の追加または削除。
・放出制御賦形剤量の差。販売を予定する製剤と比較する試験製剤が賦形剤の重量差が10％を超える。

徐放型製剤に対しては、異なる多形体を含む試験製剤に関する研究も求められる。

D　半固形製剤

半固形の製品製剤は試験製剤が販売予定の製剤と同じカテゴリーの場合（たとえば比較する製剤が両方ともクリーム）、同じとされる。同じとされる製剤間の差は次の記述の通りである。構造形成賦形剤の技術的等級に差がある製剤は同じとされない。

・試験製剤と販売を意図する製剤間の個々の賦形剤の量の差が５％より少ないか、またはそれと等しい場合、２つの製剤は同じとされる。
・１つより多い賦形剤の量が変わり、またすべての賦形剤の量の累計差が７％より少ないか、またはそれと等しい場合、２つの製剤は同じとされる。
・医薬物質の粒度分布に差がある製剤は懸濁剤の場合、同じとされる。

E　その他の複合製剤

経皮用製剤、注射用懸濁剤、坐薬など、ほかの複雑な剤形に対して、次のようなＦＤＡの見解が示される。

「製品の生物学的同等性に重要な影響を及ぼすことがあり得る定量的・定性的変化に関して利用できる情報は限られる。この情報は不足することから、ＦＤＡは販売を意図する複合製剤に対して薬剤学的に同等であるすべての試験製剤を参照リスト薬（ＲＬＤ）と同じであるとみなしている。そのため、ＦＤＡは医薬製品の開発中に実施されるすべての生物学的利用性または生物学的同等性研究の要旨報告書または全報告書の提出を求める。この情報はジェネリック製品の開発、そして成分、組成、それに製造法の変更が製剤の性能に与える影響について、ＦＤＡの理解力を高めることになる。このような情報へのアクセスは複雑な剤形に対して、科学を基盤とする生物学的同等性の方針のさらなる発展につながることになるものと考える」。

第６章　生物学的同等性の統計学的評価

～薬物動態パラメーターの統計分析～

ジェネリック薬の販売承認を求める製造業者は、その製品がブランド薬と生物学的に同等であることを立証するデータを提出することが要求される。薬剤学的に同等であり、生物学的同等性が証明される製品は治療的に同等であり、互換性をもつとみなされる。

生物学的同等性は臨床試験で得られる薬物動態パラメーターの測定値の統計学的評価によって判断される。

◇生物学的利用性に関するパラメーター測定による同等性の評価

～参照リスト薬（ＲＬＤ）との比較～

生物学的利用性は医薬製品の活性成分または治療部分が吸収され、その作用部位で利用できるようになる速度と量を参考とする。生物学的同等性は２つ以上の医薬製品もしくは製剤から同じ医薬物質が同等に放出することを参考とする。これは製剤からの吸収速度と量が同等であることに関連する。

生物学的同等性の概念は医薬製品が別の医薬製品と化学的に同一で、しかも同じ速度と量で作用部位に送達される場合に同等であって、かつ、その別の医薬製品の代替となり得るという論文が根拠となる。

標準的な生物学的同等性研究は少数の成人志願者（通常24〜36人）を対象に２群の治療クロスオーバー設計によって実施される。また、交互に４期間、反復クロスオーバー設計が用いられることもある。試験薬と参照リスト薬の単回用量が投与され、薬物の血液中または血漿中の量が時間の経過とともに測定される。そして、ここで得られる薬物の吸収速度と量の特性を示す薬物動態（ＰＫ）パラメーターが統計学的に評価される。

ＰＫパラメーターは、吸収量について0時からt時まで連続して測定した濃度（AUC0-t）を計算して無限大へ当てはめた血漿濃度・時間曲線下面積（ＡＵＣ）と、吸収速度に関係する最大薬物濃度（Ｃmax）である。クロスオーバー研究は体内で長い半減期をもつ薬物においては実際的でなく、代わりに並行研究を用いることができる。作用部位への医薬物質の送達を判断することに対して血漿濃度が有用でない場合（吸入剤、鼻用スプレー、皮膚に適用する局所製品など）、体外研究や臨床エンドポイントまたは薬力学による同等性研究などの代替研究法が用いられる。

生物学的同等性研究を分析する統計法は片側検定法と呼ばれる。この方法は２つの状況を分析する。まずは、ジェネリック薬がブランド薬（ＲＬＤ）の代替に使われるとき、その生物学的利用性が有意に低いかどうかを測定する。もう１つはブランド薬がジェネリック薬の代替として使われるとき、その生物学的利用性が有意に低いかどうかを測定する。ＦＤＡの医学専門家の意見にもとづいて前述の試験はそれぞれ20％以上の差があれば望ましくない医薬製品と判断する。

数値的に、最初の試験は「試験製品の平均値／参照製品の平均値」の比率限度が80％、そして、２番目の試験は「参照製品の平均値／試験製品の平均値」の比率限度が80％として表現される。慣例により、すべてのデータは「試験製品の平均値／参照製品の平均値」に対する平均反応（ＡＵＣとC_{max}）の比率として表わされるので、それによる場合、２番目の統計的検定の比率限度は１２５％（80％の逆数）で表現される。

すべてのデータは統計学的検定を行う前に対数変換される。実際的に、これらの統計学的検定は分散分析法を用いて各ＰＫパラメーター（C_{max}およびＡＵＣ）に対して90％の信頼区間を計算する。C_{max}とＡＵＣの２つのＰＫパラメーターの信頼区間は前述の80～１２５％の限界内に完全に入らなければならない。研究データの平均値は90％信頼区間の中心にあるので、データの平均値は普通、１００％（試験／参照の比率が１）に近い。生物学的同等性を比較臨床試験、薬力学研究または比較体外法で立証するときには異なる統計基準が用いられることもある。

母集団における平均反応の評価は、試験製品と参照製品の薬物動態パラメーターの被験者（正常人または患者）内変動と被験者数によって左右される。90％信頼区間の幅は、生物学的同等性研究の被験者内変動部分を反映する。参照製品（ブランド製品）と比較するとき、平均反応に差のない試験製品であっても、一方かまたは両方の製品の変動性が大きく統計学的検出力が十分でなければ（被験者数の不足）、生物学的同等性基準に合格しないことがある。同様に、低い変動性をもつ試験製品は平均的反応にやや大きな差があっても、生物学的同等性基準に合格することがある。

〈ＦＤＡによる生物学的同等性データの統計学的評価の事例〉

ＦＤＡによって承認されたジェネリック薬の生物学的同等性データの統計学的評価に関して公表された調査事例を紹介する。

(1)　１９８５～１９８７年と１９９７年承認のＡＮＤＡ

ジェネリック製品の生物学的同等性評価は、ジェネリック製品が体内性能において参照製品（ブランド製品）から本質的に外れていないことを保証するものである。

ジェネリック製品とブランド製品との差を定量化する目的で、ＦＤＡは２つの調査を実施した。

図22　ジェネリック薬とブランド薬の平均AUC差とその頻度

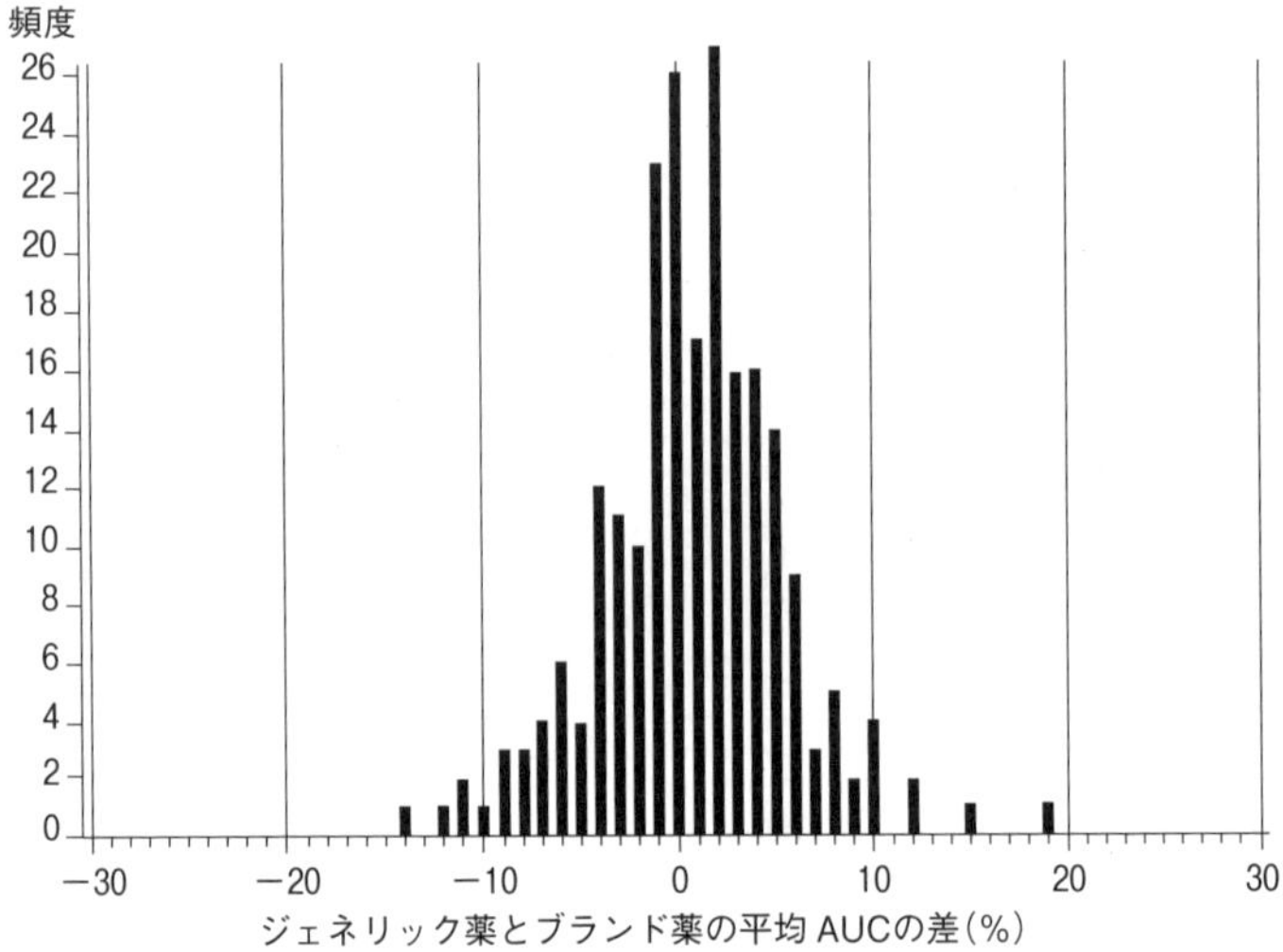

１つは、ジェネリック製品の承認がＡＮＤＡに基づく制度に変わってから最初の２年間、すなわち１９８５~１９８６年に承認された２２４件のジェネリック製品に関する生物学的同等性研究である。ここで観察された参照製品とジェネリック製品の平均ＡＵＣ差は３・５％であった。この調査結果は、１９８７年、「ジェネリック薬と処方医師」という論文で、ＣＤＥＲの担当官がＪＡＭＡ（アメリカ医師会雑誌）に発表した。

もう１つの調査は１９９７年に承認された２７３件のＡＮＤＡのうち、ジェネリック製品１２７件の生物学的同等性研究である。この研究では、ジェネリック製品とブランド製品の治療的同等性を評価するため用いられたデータに焦点が当てられた。時間が０時から

ｔ時までの薬物血漿濃度・時間曲線下面積［ＡＵＣ（0～t)］、０時から無限時までのＡＵＣ(0～inf)、それに最大薬物濃度（Ｃ$_{max}$）が調査された。観察された参照製品とジェネリック製品との差の平均はＡＵＣ（0～t）が±３・47％（ＳＤ２・84)、ＡＵＣ（0～inf）が±３・25％（ＳＤ２・97)、そしてＣ$_{max}$が±４・29％（ＳＤ　３・72）と、１回目のジェネリック製品の研究と類似した結果が示された。

１９８７年に調査結果を発表した著者らは、ジェネリック薬の申請書の審査と承認におけるＦＤＡの要件と方法を記述するとともに、ジェネリック薬の処方を考慮する医師が不安をもつ治療的同等性問題を探究した。彼らは論文で次のようなことを述べている。

・ＡＮＤＡのもとに提出された２２４件の生物学的同等性研究で、ジェネリック薬とブランド薬との間で観察された平均ＡＵＣ差はすべて20％以内に入り、それらの差の平均値は約３・５％であった（図22)。また、これらの平均差の約80％は±５％の範囲内であった。

・ＡＵＣで測定する吸収量は重要であるが、ジェネリック薬とブランド薬との吸収速度の類似性も判断しなければならない。吸収速度の決定はＣ$_{max}$とＴ$_{max}$が用いられる。これらのパラメーターは実験的に正確性が低く、また、ＡＵＣに比べてその治療的意義も小さいので、ＦＤＡのそれらに関する基準はやや低くなっている。

・製品のＣ$_{max}$値はＡＵＣとして同じ±20％限度内に入ると考えられるが、Ｃ$_{max}$の差が20％よりも大きい場合、その差が治療的な意味をもつと考えられるかどうかは医学的評価によって判断される。しかしながら、治療的意義はC_{max}の同等性を唯一の根拠として評価するわけではないことを指摘しなければならない。もし、C_{max}値がもっと大きい範囲、たとえば±30％の差であれば、申請書はこのような差の治療的意義に関係なく、承認されることはほとんどない。

・T_{max}は主に吸収速度に関する品質チェックとして用いられる。徐放製品では意味をもつことがあるが、生物学的同等性を判断する上でその重要性はほとんどない。

・ジェネリック薬の生物学的同等性を明確にするため用いる体内試験は通常、20～30人の健康人で実施することが必要である。

・ブランド会社が臨床試験で用いる製剤は最終的に販売承認される製剤と同じでないことが多い。もとの製剤と販売を意図する製剤とを関連づけるため、ブランド会社は自身の製品について、ジェネリック会社が後でそのブランド薬と関連づけるため実施すると同種の生物学的同等性試験を実施しなければならない。

行政的立場から懸念されることは生物学的同等でない製品の承認を防ぐことである。０・０５の有意水準で２つの片側検定を行う現行の方法は参照製品と真に同等でないジェネリック製品の承認が５％以下の機会であることを保証するがすべてではない。

(2)　1996～2007年承認のANDA調査

ＦＤＡは１９９６年から２００７年の12年間に承認した経口用ジェネリック製品２０７０品目の単一用量の臨床的生物学的同等性研究でジェネリック製品とブランド製品を比較する遡及的分析を行った。評価した生物学的同等性の尺度は C_{max} とＡＵＣの幾何平均率（ＧＭＲ）であった。その結果、すべての研究のＧＭＲの平均標準偏差は C_{max} で１・００±０・０６、ＡＵＣで１・００±０・０４であった。ジェネリック製品とブランド製品との C_{max} とＡＵＣの平均差はそれぞれ４・３５％と３・５６％であった。この期間に実施した生物学的同等性研究の約98％は、ジェネリック製品のＡＵＣとブランド製品のそれとの差が10％以下であった。［Annals of Pharmacotherapy. 2009, 43(10)：1583-97］

◇臨床的同等性の評価
～ジェネリック薬の臨床的同等性研究報告の調査～

治療的同等性は、医薬製品が薬剤学的に同等であり、それがそれぞれの表示条件のもとで患者に投与されるとき、同じ臨床効果と安全性のプロフィルをもつと考えられる場合に使われる言葉であるが、それに似た言葉で、ときどき臨床的同等性という言葉が使われる。

治療薬の臨床的同等性は薬剤学的に同等でなくても、効果と安全性が臨床的に同等であることを意味する。したがって、臨床的同等性は必ずしもブランド薬とジェネリック薬との関係である必要はない。

ジェネリック薬は臨床的にブランド薬と同等であることが証明されて初めて承認されるのが本来の姿である。それが、現行のように少数の健康な人を対象に行われる生物学的同等性試験データに基づいて承認される制度になったのは、その試験が治療的同等性の証明と密接に関連すると認められるからであった。しかし、生物学的同等性試験は治療効果や安全性に関する臨床試験とは比べられない。

ジェネリック薬に対する医師や患者の不信感はＡＮＤＡ制度が確立してから30年近く経た今日でも続いている。ジェネリック薬を処方したがらない医師は、品質とか、会社イメージやその規模とか、いろいろな理由をつけるが、医師によってはジェネリック薬とブランド薬が臨床的に同等であるかどうか、あるいは効果や副作用がブランド薬のように実際の臨床で証明されていないということに危惧を抱く。

このような問題に関する研究論文が発表されている。過去に承認された一部の治療分野のブランド薬とジェネリック薬との対照比較臨床試験の報告をまとめた論文である。

２００８年、ジェネリック版の心血管疾患治療薬をそのブランド薬と比較する臨床同等性研究報告がＪＡＭＡ（米国医師会雑誌）［JAMA 2008 Dec 3,300(21) 2514-26］に発表された。それは「心血管疾患に用いられるジェネリック薬とブランド薬の臨床的同等性」と題し、１９８４年1月から２００８年8月までの間にＭＥＤＬＩＮＥ、ＥＭＢＡＳＥ、それにインターナショナル・ファーマシューティカル・アブストラクツでピア・レビューされた公表論文を体系的に調査し、それらの製品の臨床的同等性を評価した内容である。

この調査はブランド薬と生物学的に同等であるジェネリック薬が処方されているにもかかわらず、患者や医師の間で存在する不安、いいかえれば、ブランド薬の方が臨床的にジェネリック薬よりも優れているのではないかという疑いが根拠となった。心血管疾患に用いられるブランド薬とそのジェネリック版が調査の対象として選ばれ、それらの製品の臨床比較試験データが要約され、この問題に関して各論説者の視点が評価された。

９分類（サブクラス）の心血管薬を含む47の論文が調査された。このうち、38（81％）は無作為対照比較試験であった。

47の心血管薬のジェネリック薬とブランド薬との無作為対照比較臨床研究の論文の調査の結果、ブランド薬とジェネリック薬との間で統計学的に有意な差はないと評価された。心血管薬の各分類で、ブランド薬とジェネリック薬を臨床的に同等と認めた論文の比率（％）と、比較されたブランド薬とジェネリック薬は次の通りである。なお、［　］内はブランド薬の製造会社である。

・βブロッカーの7つの試験で7（100％）

①　ブランド薬：トプロールXL〔アストラゼネカ〕
　ジェネリック薬：メトプロロール

②　ブランド薬：コレグ〔GSK〕
　ジェネリック薬：カルベジオール

③　ブランド薬：テノルミン〔アストラゼネカ〕
　ジェネリック薬：アテノロール

④　ブランド薬：インデラル〔アヤースト〕
　ジェネリック薬：プロプラノロール

・利尿薬の11の試験で10（91％）、

①　ブランド薬：ラシックス〔サノフィアベンティス〕
　ジェネリック薬：フロセミド

②　ダイアザイド〔GSK〕
　ジェネリック薬：ヒドロクロロチアジド

・カルシウムチャネルブロッカーの7つの試験で5（71％）

①　ブランド薬：ノルバスク〔ファイザー〕
ジェネリック薬：アムロジピン
②　ブランド薬：カラン〔サール〕
ジェネリック薬：ベラパミル
③　ブランド薬：カルディゼム〔マリオン・メレル・ダウ〕
ジェネリック薬：ジチアゼム
④　ブランド薬：イソプチン〔クノール〕
ジェネリック薬：ベラパミル

・抗血小板薬の３つの試験で３（１００％）
①　ブランド薬：プラビックス〔ＢＳＭ〕
ジェネリック：クロピドグレル
②　ブランド薬：腸溶アスピリン錠
ジェネリック薬：腸溶アセチルサリチル酸

・スタチン薬の２つの試験で２（１００％）
ブランド薬：ゾコール〔メルク〕
ジェネリック薬：シンバスタチン

・アンジオテンシン転換酵素阻害薬の1つの試験で1（100%）
　ブランド薬：バソテック〔メルク〕
　ジェネリック薬：エナラプリル
・αブロッカーの1つの試験で1（100%）
　ブランド薬：ハイトニン〔アボット〕
　ジェネリック薬：テラゾシン

また、治療係数の低い薬剤で臨床的同等性が報告されたのは次の無作為対照比較試験であった。

・不整脈治療薬（クラス1）の1つの試験で1（100%）
　ブランド薬：リスメックス〔クノール〕
　ジェネリック薬：プロパフェノン
・ワルファリンの5つの試験で5（100%）
　ブランド薬：クマジン〔デュポン〕
　ジェネリック薬：ワーファリン

βブロッカーでは、いずれの試験も有意差は示されなかったが、短期作用型から長期作用型に切り換えた患者の遡及研究で、ジェネリック薬投与患者から報告された副作用（自己報告）は、ブランド薬のインデラル投与患者のそれよりも頻度が高かった。

利尿薬では、ジェネリック薬のフラセミドとブランド薬のラシックスとの比較が９研究、そして配合薬のトリアムテレン-ヒドロクロロチアジドとブランド薬のダイアザイドとの比較が１研究であった。臨床エンドポイントは主として尿排出量と尿電解質であった。そのうち、南アフリカで実施された１つの研究のみが有意差を示した。

カルシウムチャネルブロッカーでは、２つの研究で僅かではあるが、ブランド薬（ノルバスク）とジェネリック薬（アムロジピン）との間に心電図のＰＲ間隔に統計的有意差がみられた。この論文では、総エフェクトサイズ（ｎ＝８３７）はマイナス０・０３（95％信頼区間、マイナス０・15－０・０８）で、ジェネリック薬に対してブランド薬が優れるという証拠は示されないと結論した。しかしながら、43のうち23（53％）の論文でジェネリック薬の代替性（互換性）に否定的な考えが示された。

〔注〕エフェクトサイズとは平均値の差を標準偏差で除した値である。

この論文で注目されるのは発表者の次のようなコメントである。

「治療係数の低い薬剤の中では治療的同等性に対してワルファリンがほとんどの研究の対象となった。６つの遡及研究はブランド薬とジェネリック薬が用量調整の必要性や副作用について同じような臨床結果を示した。２つの研究はブランド薬からジェネリック薬への変更後、国際的正常率（ＩＮＲ：低密度リポ蛋白質、尿量など）が一時的な差を示した。これらクマジンのジェネリック版（ワルファリン）はＦＤＡによって生物学的同等性と評価されないものであった。

心血管薬のジェネリック薬とブランド薬との間に重要な臨床的差の証拠はほとんどみられないにもかかわらず、論説者の多くはジェネリック薬の代替性に対して消極的な見方をした。そして、医師と患者の側で大きな不安があると訴えた。この意見は今でも本質的に変わっていない。最近の論説でも、43％（６／14）の論説がジェネリックの代替性に対して消極的見方をしている。

データと論説との不一致について、１つの説明は逸話的経験またはそのほかの非臨床的背景にもとづく医師の不安を強調するために、そのような解釈をする可能性が高いのではないかというものである。また、ブランド会社と論説者との必ずしも開示されない金銭的関係によって結論が歪曲されるのかもしれないという別な説明もある。」

論説者らはこの調査結果によって、多くの重要な心血管薬は臨床的同等性の代わりに、ＦＤＡの生物学的同等性評価に信頼を置くことが医師や患者にとって合理的であると提言している。

◇生物学的同等性に関する日本の実情

～同等性試験データの統計分析の公表を望む～

日本には欧米に存在するような世界の市場に羽ばたく後発会社は存在しないと考える。悲しいことにこれからも既存の小規模後発会社が小さな国内シェアを取り合う一方で、次第に大規模製薬会社や外国ジェネリック会社によって侵食される市場に変化していくものと想像する。

いまのところ、日本の後発会社は価格戦略（ある場合には安値競争）だけに頼って国内市場に突き進む、ただひたむきな姿だけが目につく。

日本人にはブランド品好みの人が多くいる。その嗜好は後発薬に対する見方にも表れる。それを崩して後発薬へ消費者の目を向けるようにさせるのが経営戦略である。戦略を立てるのは人である。しかし、残念ながら後発会社は金を惜しんで人材を集めない。それに経験や考え方に限界をもつワンマン経営者が多すぎるような気がする。世界のジェネリック会社と太刀打ちできる会社が出て欲しいものである。

後発薬の承認プロセスは第1章で触れたように基本的にＦＤＡの後追い行政である。したがって、ジェネリック薬の評価に対する行政手順はＦＤＡと大差ないと思われる。しかし、たとえば最近ＦＤＡが新しく打ち出した方針、すなわち、申請者は生物学的同等性試験に関連する情報はこれまで承認のため直接必要とされなかった関連情報を含めてすべて提出されなければならないというような要件について、どのように考えるのだろうか。

後発薬の承認を求める申請者は次のような資料を含む承認申請書を厚労省（医薬品医療機器総合機構：ＰＭＤＡ）へ提出しなければならない。必要な添付資料が提出されない場合、申請書は不備と判断され、その取り下げや修正が求められる。

① 生物学的同等性試験に関する成績。
② 試験に関連する実測値。
③ 安定性試験成績。
④ その他、製剤設計や開発経緯に関する資料、マスターファイル（ＭＦ）登録証、ＭＦ利用に関する契約書の写し、製造所および原料に関する業許可の写し、製造販売業の写しなど、関連する資料。

製品が先発薬と生物学的に同等であることを証明する生物学的同等性試験のガイドラインは厚労省から公示されている。このガイドラインでは、経口製剤と腸溶剤、経口徐放製剤、非経口製剤に分けて生物学的同等性試験法が示される。それによれば、被験者は健康成人とし、試験は20名以上を対象にクロスオーバー方式で実施する。ＦＤＡは被験者を24～36名としているが、一般的に90％の信頼区間で統計処理できると十分考えられる人数でよいとされる。日本では、20名のクロスオーバー方式で生物学的同等性試験が実施されることが多いようである。

日本の場合、過去承認された後発薬と標準薬（先発薬）の生物学的同等性試験データで、統計学的にどの程度の差がみられるのか、体系的に詳しく分析した調査論文がみられないことは残念である。

図24　後発薬と標準薬の血漿濃度の時間的変化の例

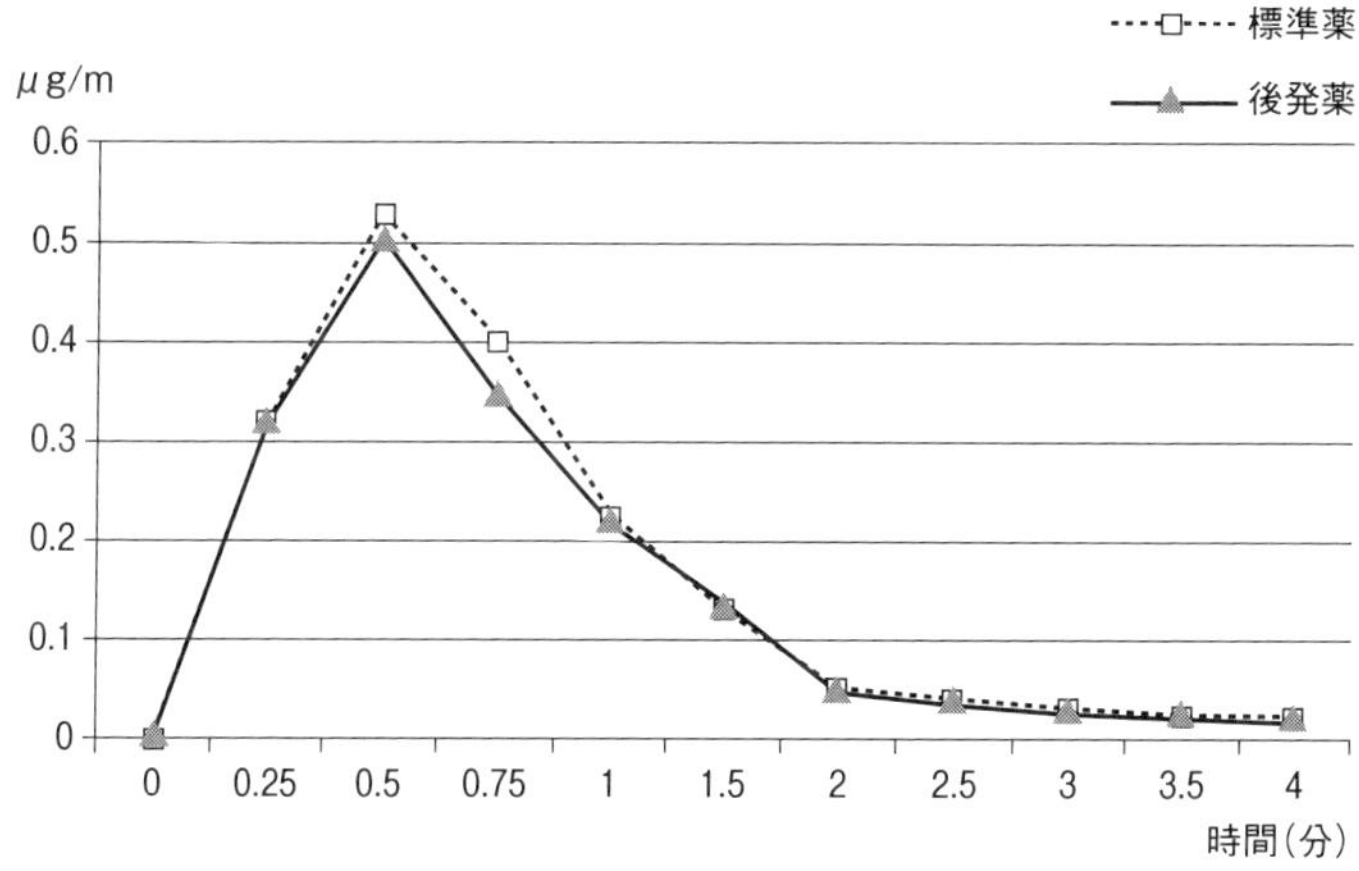

安価な後発薬の使用を推進する厚労省が治療的同等性において標準薬と差がないことを証明する１つの手段として、後発薬の生物学的同等性に関する統計学的評価がある。そのようなデータが発表されることによって、関係者や患者の後発薬に対する認識が少しは変わるのではないだろうか。

さらに、先発薬に比べて後発薬は効き目が悪いとか、副作用が多いとか、患者の間でそのような声があれば、医師や薬剤師などを通して、または医薬品報告制度を利用して情報を収集すべきである。広範な報告制度を通じて寄せられた医薬品に関する情報を常に評価し、そして迅速に発表する点はＦＤＡの方が遥かに進んでいる。

図24はある後発薬（経口用錠剤）とその標準薬の単回投与による血漿濃度（平均値）の時間的推移を示すグラフである。承認された後発薬の生物学的同

等性試験データ（薬物動態パラメーターの比較）をこのようなグラフで表してインターネット上に公開する後発会社もある。

個々の被験者で標準薬と後発薬の血漿濃度の時間的変化に多少の差はみられるが、最大ピーク時間（T_{max}）や最大血漿濃度（C_{max}）、あるいは血漿濃度・時間曲線下面積（AUC）に関しては、全体の平均値で両者の間にはほとんど差がみられていない。

第７章　医薬品マスターファイル（ＤＭＦ）の意義

～ＦＤＡへの提出は会社の自由裁量にゆだねられる～

「医薬品マスターファイル」（Drug Master File）はＤＭＦの略語で呼ばれることが多い。ＦＤＡはＤＭＦの提出を各社に求めるが、それは法律に基づく要件ではなく、各社の裁量に任せられる。しかし、ＤＭＦに記載される情報は特にＡＮＤＡに対するＦＤＡ審査の迅速化につながることを考えれば、その利用価値は高い。

一方、申請会社は原薬情報など自社の申請書に他社の情報を参照する場合が多々あるため、各社ともＤＭＦを提出しないわけにはいかないのが実態であろう。

ＤＭＦの要件は「新薬販売に対するＦＤＡ承認申請書」と題する規則（21 CFR 314）の「ドラッグ・マスターファイル」の項目（21 CFR 314.420）で定められる。規則によれば、ＤＭＦはＤＭＦ保有者がＦＤＡに提供する医薬品の製造、加工、包装、保管に用いられる設備、工程、物品に関する詳細な機密性情報のことを意味する。

ＤＭＦの提出は、前述のように法律やＦＤＡ規則によって義務づけられているわけではないので、その情報保有者（ホルダー）が提出するかしないかを決めることになる。

ＤＭＦはＦＤＡが審査するＣＭＣ（化学・製造・管理）の情報提供の手段であり、それに含まれる情報はＩＮＤ（研究新薬申請書）、ＮＤＡ（新薬申請書）、ＡＮＤＡ（簡略新薬申請書）、その他のＤＭＦ、輸出申請書、または、それらの追加変更申請書の情報を支えるため用いられる。

ＤＭＦは、その保有者がＩＮＤ、ＮＤＡ、ＡＮＤＡまたはそれらの追加変更申請書を提出するとき、それを参照して申請書に情報を挿入できるようにすること、また、他の申請者が保有者の情報開示を得なくても申請書類を支えるためそのＤＭＦの情報に依存することをＦＤＡによって認められるようにすることの2つの目的がある。特に、ジェネリック申請書に関して、ＦＤＡが必要と認める情報に限って他のＤＭＦからそれを得ることは承認の迅速化のため重要とされる。

ＤＭＦは申請書のように承認とか、不承認とかの対象になるものではない。また、それはＩＮＤ、ＮＤＡ、ＡＮＤＡ、あるいは輸出申請書などにとって代わるものでもない。ＤＭＦの内容はＩＮＤ、ＮＤＡ、ＡＮＤＡ、または輸出申請書の審査と関連する場合に限って審査される。

◇DMFのタイプ

～タイプ1からVまで5つに分類される～

ＤＭＦに含めなければならない情報は次のⅠ～Ⅴの５つのタイプに分けられる。

タイプⅠ：製造場所、設備、作業手順、要員

このタイプのＤＭＦはＦＤＡが製造場所の査察を実施するときに役立てるため、米国外にある施設について、製造場所、装置能力、作業配置などの記述を求められる。国内施設については、非登録でしかも通常査察されないような特別な施設を除いて記述は必要とされない。

製造場所の記述は、エーカー数、実際の製造場所の住所、それに最寄りの都市と関連づけた場所を示す地図を含まなければならない。場所の航空写真と略図も参考に提出できる。また、主な生産と加工場所の略図は作業配置を理解する上で役立つ。主な装置・設備は、その能力、適用、場所と関連する記述が必要である。装置・設備の生産量と型は通常、それが新規または特殊でない限り不要である。

製造部門と本社の両方について、主要な製造、品質管理、品質保証の組織的構成要素の略図が参考となる。

タイプⅡ：医薬物質、医薬物質中間体、原料、医薬製品

タイプⅡのＤＭＦは一般に、単一の医薬物質と医薬物質中間体、それらの製造に用いる原料、それに医薬製品の記述が求められる。医薬物質（Drug Substance）は、病気の診断や治療、緩和、予防などの薬理活性やその他直接的効果を及ぼす活性成分を意味する（中間体を除く）。医薬物質中間体は、医薬物質となる前に合成段階で分子変化によってつくられる原料である。医薬製品（Drug Product）は、医薬物質を含む錠剤やカプセル剤、液剤などの最終投与剤形を意味する。抗生物質の原薬はタイプⅡＤＭＦとしての情報提出が求められる。

医薬物質、医薬物質中間体、それらの製造に用いる原料については、その製造と管理の重要なすべての段階の要約を必要とする。また、医薬物質と中間体については、次のようなガイドラインを参照することが推奨される。

・医薬品申請書において医薬物質の製造を支える証拠書類の提出に関するガイドライン
・申請書の化学・製造・管理の項目のフォーマットと内容に関するガイドライン

医薬製品（最終剤形）の製造手順と管理は通常、ＩＮＤ、ＮＤＡ、ＡＮＤＡまたは輸出申請書で提出しなければならないが、それができない場合、ＤＭＦによって提出しなければならない。医薬製品についてタイプⅡＤＭＦを提出する場合、申請者（スポンサー）は次の題目のガイドラインに従わなければならない。

・申請書の化学・製造・管理項目のフォーマットと内容に関すガイドライン
・医薬製品の製造および管理に対する証拠書類の提出に関するガイドライン
・方法バリデーションに対するサンプル分析と分析データに関するガイドライン
タイプⅡで求められる医薬物質と医薬製品の記述項目はそれぞれ次のとおりである。

〈医薬物質に対して求められる記述項目〉
① 説明と特性
② 製造業者：確認、作業場略図、別な製品の製造、汚染予防措置
③ 製造法：原料やその他の物質、フローチャート、医薬物質処理、バッチ生産記録
④ 工程管理：工程内管理、工程バリデーション、微生物学、医薬物質適合性
⑤ 参照基準（該当する場合）：一次基準、作業基準
⑥ 企画および分析法：企画と試験、不純物プロフィル
⑦ 再加工
⑧ 容器・蓋システム
⑨ 医薬物質安定性（アレルゲン・パッチテスト）
〔注〕⑤参照基準は、独自の合成または製造原料の追加的精製のいずれかによって特に調整され、そして合理的に達成できる最高の純度をもつ適正な原料であることを広範な分析試験によって示される特別

のロットまたはバッチの医薬物質をいう。また、作業基準は参照基準との比較によって示される所定の品質と純度をもつ物質で、医薬物質または医薬製品の生産バッチの分析など通常の試験業務の基準物質として用いられる。

〈医薬製品に対して求められる記述項目〉

① 組成と特性：医薬物質、賦形剤、乾燥剤、アジュバント、保存剤、補助成分
② 製造業者
③ 製造法
④ バッチ生産記録
⑤ 工程管理：工程バリデーション、微生物学
⑥ 参照基準（該当する場合）
⑦ 規格および試験
⑧ 再加工
⑨ 容器・蓋システム
⑩ 医薬製品の安定性：安定性プロトコール、安定性データ

タイプⅢ：包装材料

包装材料は、材料の調製に用いる成分の供給者または製造者の氏名、それに容認規格が提供されなければならない。その意図する使用に対する包装材料の容認規格を支えるデータは「ヒト医薬品およびバイオロジクスの包装に対する証拠書類の提出に関するガイドライン」と題するガイダンスに従って提出しなければならない。

包装材料に関する毒性データは、ほかの書類と相互参照で利用できない場合にタイプⅢのＤＭＦに含められる。包装材料に関する情報が求められる背景には、安全性面などで包装成分や材料がその意図する使用に対して適切かどうかを評価しなければならないことがある。ＤＭＦに含めるべき包装材料に関する情報は次のようなものである。

〈包装成分または材料の適合性情報〉

包装成分または材料の記述（たとえば高密度ポリエチレン・ボトル、ポリプロピレン・キャップ）、あるいは構成素材の記述（たとえば高密度ポリエチレン樹脂、ポリプロピレン樹脂）

①　成分の定量的または定性的記述

②　包装成分または材料の公表規格または質的特性

③　特定の品質試験成績（たとえばＵＳＰに記載される一部の試験）

〈通常、申請書で提供される次のような情報〉

①　容器密閉システムの防護、適合性および性能特性

②　基本的物理特性（たとえば成分特質）

〈包装成分または材料の安全性評価〉

一般的に保管または使用中の構成素材と医薬物質または医薬製品との相互作用に基づく評価である。DMFの審査はそれらの安全性を評価するとき、次のような要素を考慮すべきである。

①　医薬製品の剤形および投与経路。

②　包装成分および材料の構成素材。

③　構成素材の成分が医薬物質または医薬製品に浸出する可能性（構成素材の成分が揮発性でない限り、通常、抽出溶剤（たとえば液相）が浸出を起こすことを示さなければならない）

④　医薬物質または医薬製品で検出される浸出物質の量。

⑤　剤形、投与経路、目標集団、それに患者の被曝を考慮して浸出物質の毒性。

⑥　水またはエタノールが唯一の抽出溶剤である場合、構成素材の安全性は通常、食品添加物規則を参照することによって確定することができる。

〈包装成分または材料の供給業者による組成情報〉

一般的には、包装成分または材料の供給業者は組成情報を提供し、申請者はそのほかの安全性情報を提供する。

タイプⅣ：賦形剤、色素、香料、エッセンス、またはそれらの調製に使用する原料

各添加剤は製造法、規格、それに試験法によって確認し、特色づけなければならない。これらの原料に関する毒性データは他の文書との相互参照によって利用できない場合にこのＤＭＦに含める。

普通、色素添加物は規則21 CFR 70-82に、直接食品添加物は規則21 CFR 170-173に、間接食品添加物は規則21 CFR 174-178に、そして、食品物質は規則21 CFR 181-186に定められ、これらの公定書やＦＤＡ規則は公表の試験、規格および安全性に対する出典として用いることができる。

タイプⅡＤＭＦに対するガイドラインは、タイプⅣＤＭＦの作成にも役立てることができる。

ＤＭＦはほかの文書との相互参照によって利用できない情報やデータを含まなければならない。

タイプⅤ：ＦＤＡが容認する参照情報

ＦＤＡは、様々な情報、重複する情報、あるいは他のタイプのＤＭＦの1つに含めるべき情報に対してタイプⅤＤＭＦの使用を制限する。

規則314.410(a)(5)によれば、タイプⅠからⅣまでに入らないＤＭＦで情報や証拠データの提出を望む場合、その所有者はまず、ＦＤＡのＤＭＦスタッフにインターネットで「レター・オブ・インテント」（確認書）を提出しなければならない。その後でＦＤＡはその提出書類を検討し保

有者に連絡する。

安全性と有効性のデータはＮＤＡまたはＩＮＤであって、ＤＭＦで提出すべきではない。通常、受理される情報のタイプは多くの異なる製品で使用することができる新しい賦形剤の安全性データのようなものである。

以上のほか、タイプⅡ、ⅢおよびⅣのＤＭＦに含めることが要求される情報には、その施設が該当する環境関連法規を順守して操業するという会社からの誓約書がある。そして、完全な環境アセスメントが必要な場合、「環境影響」と題する規則（21 CFR Part 25）に従わなければならない。この規則は次の項目に分かれる。

・環境考察を要求する機関
・分類除外
・環境文書の作成
・環境文書の一般参加と公示
・環境アセスメントと無有意の判断
・環境影響ステートメント
・その他の要件

規則は環境評価の適用要件とその適用除外に関する規定を含み、また、申請者は申請書の提出予定日の90～１２０日前に「化学・製造・管理」項目を提出できることなどの規定を含む。また、該当する場合、安定性研究の設計、根拠データ、説明、その他の情報の提出が求められる。

◇ＤＭＦの審査プロセス　～チームによる審査～

ＦＤＡへ提出されるＤＭＦには送り状、提出書類に関する行政情報、それに特定情報が含まれる。ＤＭＦの記述は英語であって、他の言語による情報を含む場合は正確に英訳しなければならない。ＤＭＦの各写しのページには日付と連続番号を付け、また、各書類には目次を含めなければならない。

ＤＭＦの審査はＣＤＥＲの「事業プロセス支援部」（ＯＢＰＳ）によって行政的な立場から内容が審査される。ＯＢＰＳにおける通常の審査プロセス期間は2～3週間である。その結果、ＤＭＦが容認されれば、ＤＭＦ番号を知らせる確認書が所有者に送付される。行政的な観点から容認されない場合、所有者へは訂正を要する欠陥ありとする通知が送られる。

ＤＭＦの技術情報は次の手順によって審査される。

(1)　ＤＭＦ所有者がＤＭＦの中に承諾書（ＬＯＡ）の写し２部を入れて提出する。ＬＯＡにはＤＭＦ番号が含まれなければならない。
(2)　所有者がその相手先にＬＯＡの写し１部を送る。
(3)　相手先はＬＯＡ写し１部を含む申請書をＦＤＡへ提出する。

〔注〕ＬＯＡ（Letter of Authorization）：申請書の支えにＤＭＦの情報すべてまたは一部を参照として挿入することを認める所有者からの承諾書である。ＬＯＡの写しはＤＭＦ所有者によって当事者（参照してＤＭＦを挿入することが認められる会社または個人）へ送付されなければならない。
ＬＯＡは次のような情報を含まなければならない。
(1)　提出
(2)　ＤＭＦ所有者の氏名
(3)　ＤＭＦ番号
(4)　参照によってＤＭＦの情報の挿入を許される者の氏名
(5)　ＤＭＦによってカバーされる特定製品
(6)　前記(5)の提出日付
(7)　参照される項目番号と（または）ページ番号
(8)　ＤＭＦが最新のものであること、そしてＤＭＦ所有者がその中の記述を順守するという誓約文
(9)　許可者の署名
(10)　ＤＭＦへの参照を許可する者の印刷体氏名と役職
なお、ＬＯＡはＤＭＦ所有者が承諾を与える相手と同じ会社であっても必要とされる。

ＩＮＤスポンサー、ＮＤＡ、ＡＮＤＡまたは輸出申請書などの申請者が参照によってＤＭＦの原薬などの材料を挿入するときにだけＤＭＦ情報の審査が始まる。参照による挿入はいうまでもなく、ＤＭＦ所有者の承諾書（ＬＯＡ）の写しを添付しなければならない。

会社から前述のような申請書をうけとると、審査官は中央文書室（ＣＤＲ）へＤＭＦを請求する。ＤＭＦ文書が審査官に届けられた後、審査官は申請書の審査と同様に行政的および科学的基準にしたがって審査する。

ＦＤＡ審査官はＤＭＦで提供される情報の欠陥をみつけると、次の措置を講じる。

① その欠陥の詳細をＤＭＦ所有者に連絡する。

② 申請者へ情報請求（ＩＲ）または完全応答（ＣＲ）のいずれかの通知で欠陥の存在を知らせる。

同時に、審査官はその欠陥ＤＭＦの情報を信頼する申請者へＤＭＦを支える追加情報の必要を知らせる。このとき、申請者へは欠陥の一般的な題目は明らかにされるが、欠陥の詳細は知らせない。

ＤＭＦ所有者はＦＤＡの欠陥通知に反応して要求の情報を提出するとき、影響をうけるＤＭＦの依存者（申請者）と欠陥を確認したＦＤＡ審査部へその添付送付書の写しを送らなければならない。この送付書は欠陥に対処したことの通知となる。

もし欠陥がなければ、ＤＭＦ所有者に対して通知されない、そして申請者にも知らされない。ＤＭＦは承認申請書ほど厳しく審査されるわけではないが、応答プロセスには影響を与える。

〔注〕情報請求通知、完全応答（ＯＲ）：情報請求通知では、ＮＤＡの審査時計を止めないで、審査官の裁量で予定期日に合わせて通知の応答について審査することができる。完全応答（ＯＲ）は、申請者にすべての審査結果を知らせるＦＤＡの文書通知である。ＮＤＡに対する審査時計は停止される。完全応答通知に書かれたすべての問題（ＤＭＦ欠陥を含む）に対応したときに限り申請書（それにＭＤＦ）が審査される。

〈ＤＭＦ審査の流れ〉

ＤＭＦの提出と審査の流れを図25に示す。この図では、ＤＭＦを参照することによってその情報を利用するＮＤＡやＡＮＤＡなどの申請者を製造業者とし、また利用されるＤＭＦの提出者を原料業者とした。原料は活性成分（原薬）や賦形剤などであり、場合によっては包装材料のような資材も入るが、それらを納入する業者すべては原料業者（ＤＭＦ所有者）とした。

医薬物質や医薬製品などの情報を含むＤＭＦ（タイプⅡ）の文書審査には４つのタイプがある。初期審査、ＦＤＡ通知に対応する修正の審査、追加審査、それに再審査である。

①　初期審査：ＤＭＦの最初の審査には、一部の情報廃棄が明確にされない限り、提出のオリジナルＤＭＦ、改正、年次更新の参照項目やトピックを取り扱う情報すべてが包含される。

図25　DMF審査と情報の流れ

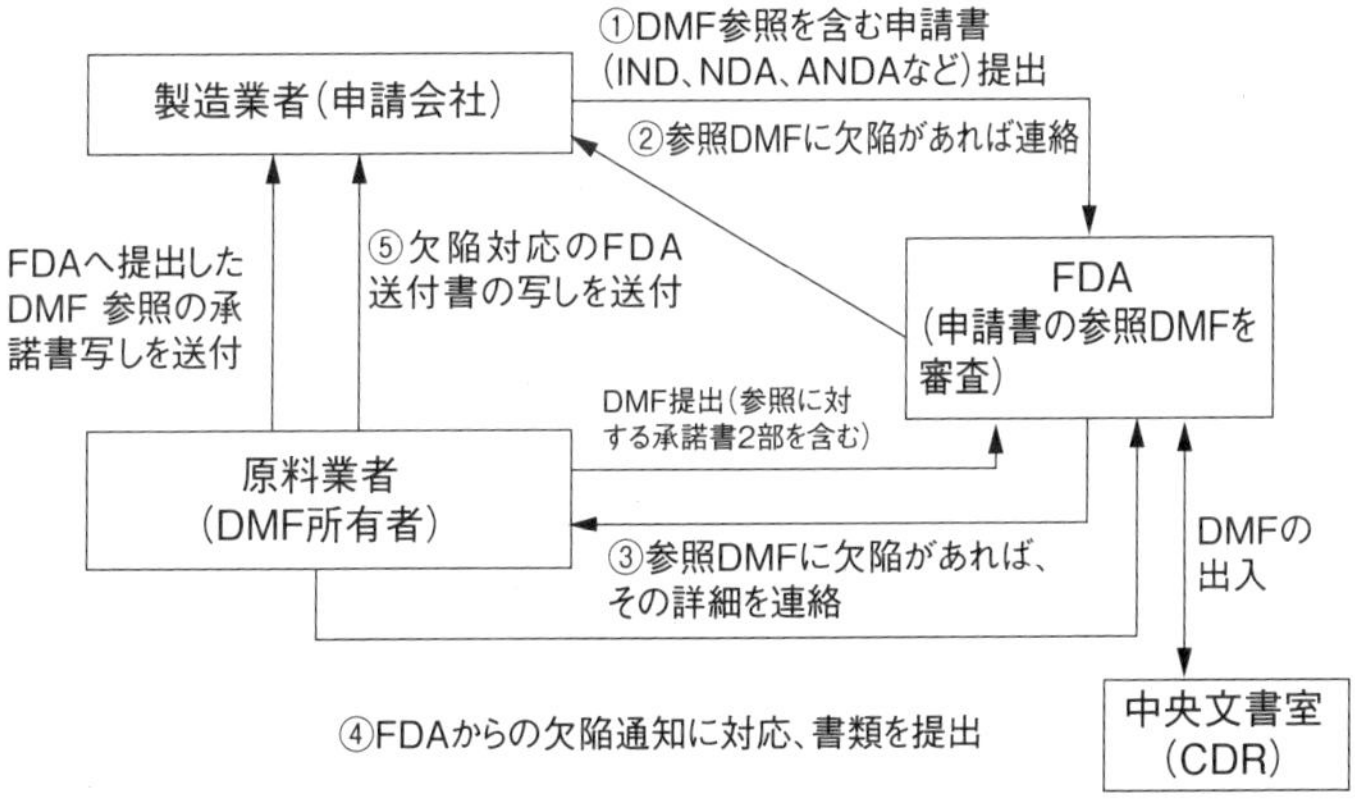

② FDA通知に対応する修正の審査：次のようなとき審査される。

・DMF欠陥の対処をFDAへ知らせるためDMFによって支えられる申請書を申請者が修正した場合、または

・最初の申請書の修正が行われる前に2番目の申請書が修正される場合。この2番目の申請書の審査官はDMF修正を審査するためその意図をもとの審査官へ知らせなければならない。

③ 追加審査：申請書でDMFの追加情報の参照があるとき審査される。次のような提出書類がそれに該当する。

(a) 以前提出されたが審査されなかった情報、たとえば剤形、投与経路、製造工程など医薬製品の特性。

(b) FDA通知に対応しない自主的な修正、たと

えば不純物の新しい規格や改訂規格、新合成法など。

④　再審査：再審査（以前に審査した情報の再審査）は、以前審査した情報が適切であるか、または不適切であるか、いずれの判断に関係なく、次のような状況の場合に実施することができる。

(a)　範囲の限定―以前の審査は範囲が限られた（たとえば、ＩＮＤの安全性審査の部分として、あるいは申請書の資料能力を判断することについて）。

(b)　審査の陳腐化―ＤＭＦ審査が５年以上古くなれば、ＤＭＦを再審査することができる。

(c)　その他―審査官が再審査を行うべきと考える場合、再審査の理由書が審査チームリーダーとＤＭＦ保有者に提出されなければならない。チームリーダーが決定に同意すれば、再審査を追加文書なしに進めることができる。ただし、チームリーダーは前に審査を実施したチームのリーダーに知らせなければならない。チームリーダーは再審査の実施に対して審査官の決定に同意しない場合、その不同意の理由を記述する覚書を提出しなければならない。その間、審査官はそのファイルに対する審査を進めることができない。

再審査はたとえば次のような場合に実施する。

・以前の審査が標準審査フォーマットを利用しないで行われ、また審査ですべての特徴点が検討されたことが文書に記録されていない。

・医薬品有害報告の結果として安全性の懸念が起きた。

DMFの文書審査は次のような状況の場合には必要ない。

・申請書自体に十分な情報が含まれる。
・新しい行政情報が提出される（許可書、CMC変更がない年次更新など）
・審査官が行政情報を得ることだけの目的でDMFへアクセスする（たとえば、製造業者の住所）
・DMFの参照情報の審査が以前行われた（前述の再審査の中に掲げられるものを除く）。

審査の定型書式（テンプレート）

CDERが内部向けに出している「方針と手順マニュアル」（MAPP）で「医薬物質／中間体の審査ノートテンプレート」は、次のような定型書式の項目を解説している。

Ⅰ　記述と特性
　A　記述と物理化学的特質
　B　特性／構造証明
Ⅱ　製造／試験設備
Ⅲ　合成／製造法
Ⅳ　工程管理

A　工程内管理
B　中間体規格
C　再加工
V　参照基準
VI　規格
A　記述
B　不純物
C　微生物学
VII　容器／密封システム
VIII　安定性
IX　表示
X　コメントおよび欠陥リスト

承認後の変更

承認された申請書の承認後変更について報告することが求められる。承認後変更によっては報告義務のないものもあるが、それは製造工場で利用できるものでなければならない。報告すべき変更カテゴリーは安全性や有効性に関係する医薬製品の同一性、純度、品質、力価などへの影響の可能性によって変わる。医薬製品の変更（たとえば変更した医薬物質による製造）はできるが、それが適切に申請されてから措置されるまでは販売することができない。

安全性と有効性に関係する同一性、純度、品質、力価への影響の可能性は「軽微」、「中等度」、それに「重要」の３つに分けられ、それぞれについて申請者が行うべき責任が決められる。

軽微な影響は年次報告書でその変更を報告する。この場合、医薬製品は年次報告書が受理されるのを待つことなく直ちに販売することができる。

中等度の影響は「影響をうける変更」（change being effected：CBE）とされ、申請者は変更を報告するためＣＢＥ変更申請書を提出する。ＣＢＥは変更申請書が提出されるとすぐに販売できる場合と、変更申請書が提出されてから30日経って販売できる場合とがある。

重要な影響は承認後研究（ＰＡＳ）に分類され、申請者は変更を裏づける過去の承認の変更申請書を提出する。この場合、変更申請書が承認されるまでは販売できない。

ＤＭＦの消却

ＦＤＡは３年間、ＤＭＦの動き（修正または年次報告）が全くない場合、消却の手続きを始める。ただし、ＬＯＡはこの動きとはみなされない。

この場合、ＤＭＦの所有者や代理者に対して延滞通知が出される。90日までに応答がない場合、ＤＭＦの写しの１部が「連邦記録センター」（ＦＲＣ）に送られ、そのほかは破棄される。この対応はＤＭＦを閉じるか、またはそれを維持するため年次更新を提出するかのどちらかである。

ＤＭＦの年次更新

ＤＭＦ更新は規則で要求されてはいないが、ガイドラインでその実施が勧告される。

ＤＭＦ所有者はオリジナル書類の提出日付の周年ごとに年次報告書を提出することが求められる。この報告書は所有者の氏名、ＤＭＦ番号、それに更新日付を含まなければならない。また、ＤＭＦの主題について以前の年次報告以降にＤＭＦに挿入したすべての変更と情報を明らかにしなければならない。ＤＭＦの主題が変更されない場合、ＤＭＦ所有者はＤＭＦ主題が最新のものであることを記述しなければならない。

ＤＭＦで前に提出した資料やリストが現在と変わらないことを毎年ＦＤＡに更新または保証しない場合、未決のＩＮＤ，ＮＤＡ，ＡＮＤＡ、輸出申請書、またはこれら申請書の修正や追加変更に対してＦＤＡ審査が遅れることがある。

◇ＤＭＦの意義

～ＦＤＡへ提出されたＤＭＦの半数以上は情報機能が活用されていない～

ＤＭＦは第三者の提出書類を支える情報をＦＤＡが審査できるように医薬製品の組成のＣＭＣ

（化学・製造・管理）に関する情報を任意にＦＤＡへ提出する書類を意味していることは前に説明した。

ＤＭＦには医薬製品情報やＣＭＣ以外の情報も入れることができる。申請者によって提出される申請書を支えるため利用されるＤＭＦ情報はＣＤＥＲの審査官によって審査されるが、製造法などＤＭＦ所有者が専有する情報の機密性は維持される。

データは少し古いが、ＦＤＡのＤＭＦ担当官が発表した２００７年１月現在のＤＭＦ件数は１万９７８４件であった。そのうち、活用されているＤＭＦは41％、活用されていないＤＭＦは59％である。活用されているＤＭＦは医薬物質や医薬製品を含むタイプⅡが最も多く、全体の68％を占める。次いでタイプⅢが22％、Ⅳが８％、そしてⅤが２％の占有率である。

ブランド薬に付与された販売独占権の期限が過ぎると、間をおかないで多くのジェネリック版が承認される。そして、それらジェネリック薬のＤＭＦがＦＤＡへ提出される。その後、ＤＭＦはＦＤＡの要求や会社の必要性に応じて、あるいは承認された変更申請書に基づいて、修正されたり、年次更新されたりする。しかし、同じ品目のジェネリック薬が多数承認されると、年が経過するに従ってもとのブランド薬やそのジェネリック版のＤＭＦ利用度は次第に減ってくる。ＤＭＦの活用率が半分以下なのはそのような事情を反映している。

活性成分や最終製品の承認プロセスにおけるＣＭＣの審査はそれらの同一性、純度、品質、あるいは力価や効能の保証に重要な役割をもつ。たとえば、活性成分の結晶が異なるという多形相の問題や、製造法の違いなど、それらの差による影響が具体的にどのように評価されるか、DMFに含まれる情報は関係会社にとって重要である。。

日本でも、FDA行政の後を追って医薬品のマスターファイル（MF）制度がつくられた。この制度はFDAと異なり「登録」という言葉を使う。登録してもしなくてもよいとする任意性が薬事法でうたわれているにもかかわらず、登録という枠をはめた形にしたことには国が登録料を稼ぐ目的以外に何の意味があるのだろうか。

FDAはDMF制度の目的を次のとおり明確に述べている。

・医薬品の活性成分や製品に関する化学・製造・管理（CMC）の情報をFDAが利用できるようにすること、そして

・申請者がそれら特定のDMF情報を参照して申請書に挿入できるようにすること、

日本のMF登録制度は、名称、成分、製法、性状、品質、貯法などとされるが、登録申請書には安全性に関する情報の記載も含まれる。MF提出会社はPMDA（医薬品医療機器総合機構）という行政法人を介して厚労省にMFを提出するが、このとき登録料という名目の手数料を支払わなければならない。

ジェネリック薬に使用される原薬の品質を確保し、また、その承認の迅速化を進めるという点

では、日本のＭＦ登録制度もＦＤＡのＤＭＦ制度も、そう変わりがないかもしれない。ただ、残念なことは、著者がこれまで出版したＦＤＡシリーズの中で再三再四、繰り返し批判してきたことでもあるが、日本の医薬品行政は薬事法を含め本当の目的をカムフラージュするために見せかけだけもっともらしく形を整えた官僚的発想が多く含まれている気がしてならない。このような制度は隠れた経費の無駄を呼び、また、それが国民の健康増進への思いとは逆の効果を生むことがあるのではないかとときどき不安になる。

第8章　ジェネリック薬の効果問題

～ジェネリック薬への期待度～

最近、ある友人からこんな愚痴を聞いた。

「これまで処方されてきた薬を医師に頼んで安価なジェネリック薬に切り換えてもらったら前ほど効かなくなった」

非ステロイド系消炎パップ剤（鎮痛薬）のジェネリック版を使った人の話である。これに似た噂はほかにもある。処方せんを受けつける調剤薬局でも、ときどきそれに似たクレームが消費者から寄せられるという。消費者のこんな苦情は気のせいだと一笑に付すには心の中に何か引っかかるものがある。

ジェネリック薬の使用によって得られる患者の利益は価格が安いことである。ブランド薬と同じ効果と安全性が保証されるのであれば、誰でも安いジェネリック薬を使用したがる筈である。ジェネリック薬の価格はブランド薬の半値以下、ものによっては数分の一という驚くべき価格である。

しかし、現実はジェネリック薬は医師や患者の高い信頼性を得ているとは言い難い。いくら安価な製品であっても、それに対する効果や安全面の信頼性がなくては市場性は高まるわけがない。それとこんなことも考える。健康保険のもとで支払う自己負担の薬剤費は薬価の３割か１割、あるいは無料の場合もあるので、支払額が多少高くても一般物価の上昇ほど気にしない患者が多いのではないかと。さらにいえば、専門病院はジェネリック版があっても頑固にブランド薬へのこだわりをもつ傾向がみられると。

ジェネリック薬に対する不安を払拭し、それによる治療の有効性と安全性にブランド薬同様の期待をもたせるためにはどうすればよいのか、それは国だけでなく、個々の会社も考えなければならない大きな課題である。

◇ジェネリック薬への不安

～ジェネリック薬の品質、効果、そして副作用～

かつてブランド会社は特許が切れた自社製品の売り上げをそれまで通り維持するため、競合するジェネリック版に関して患者や医療関係者の不安を煽るような言動をとるという噂が絶えなかった。たとえば、ジェネリック薬の品質問題を大げさに宣伝するなど、ジェネリック薬に対する不信感を医師や患者の頭に植えつける作戦をブランド会社のMRが担ったという。いまでもジェネリック薬に対して不安を感じる人が少なくないのはその名残が多分にあるかもしれない。

多くのジェネリック薬が毎年登場している今日でも、ジェネリック薬への切り換えによって効き目が下がったとか、副作用が出たとか、そのような噂が飛び交うのを完全に否定するには科学的論文が少なすぎる。このような噂は臨床的な考証によって否定されるべきであろうと思われるが、実際には非常に難しい課題である。

２００３年、米国でジェネリック薬の効果と安全性について、信頼を傷つけるような問題が発生した。それについては後述するが、ＦＤＡが該当するブランド薬とジェネリック薬との間に治療的な差はないと結論したことでジェネリックの信用失墜は免れた。しかし、このＦＤＡの結論にも少々疑問が残る。

話は少し横道にそれるが、ジェネリック薬の不評に対して方向違いの反発を示す社長さんもいるそうだ。「ジェネリック薬がブランド薬と比べて効果に何ら遜色ないことを証明しろ！」と、自社ジェネリック薬が、ブランド薬と治療的同等性を示すことを臨床試験で証明するよう部下に命じたという。

少数の健常人を用いて投与薬剤の血中濃度を測定することによって生物学的同等性を証明する

ことだけでは簡単に医師は使ってくれないという部下の嘆きを聞いたからだ。証明は簡単でない。ブランド薬の風評差別を解消するため比較臨床試験を実施することは膨大な経費や時間をともない並大抵ではない。それからその話はどうなったか知らないが、まさか本当にそのジェネリック薬の臨床試験をやったわけではないだろう。

この社長さんの気持ちはわかるが、その反面、よくこんな素人が経営者として存在するなあ！と、改めて危惧を抱いた。せっかくこれまで築かれてきた我が国のジェネリック薬の簡略承認制度を、自ら壊しかねない危険をはらんでいることに気づかない。社長さんの会社が多数の患者を対象に新しくジェネリック薬とブランド薬の比較臨床試験を行うのは勝手だが、もしもブランド薬とジェネリック薬との間に統計学的に有意差が出たとき、それをどのように解釈するか、ジェネリック薬に大きな問題が生まれる。

現在のところ、同じ成分で同じ剤形のジェネリック薬の治療的同等性を多数の患者について臨床試験で証明することは無駄であるとの考えが多いと想像する。もしそのジェネリック薬の効果が低いという結果が出ると、それはジェネリック薬の生物学的同等性に対する不信感に連動する。

そんな無駄金を使うぐらいなら恵まれない人の福祉や医療に対して寄附なり、提供なりしてどんどんと貢献して欲しいものである。

ブランド会社は製品を市場に導入するまでに長い期間を費やし、また膨大な経費をかける。そして、承認後、それまでかけた開発経費を市場から回収するため、あるいは次の新薬開発を進めるため、高い販売価格で販売独占期間をできるだけ長く維持しようと行動する。一方、ジェネリック会社は、ブランド薬の販売独占期間が終了する前からジェネリック版の開発準備を怠らない。

これまで繰り返し述べてきたように、FDAがジェネリック薬の普及を行政的に推進するのは、患者に対して高価なブランド薬の代わりに安価な治療薬を一刻も早く提供できるようにすることが目的である。そこで、FDAはブランド薬の販売独占権（特許権）の失効後、ジェネリック薬をできるだけ迅速に承認する策を講じる。その一つが前に説明した暫定承認制度である。ジェネリック薬の承認は早ければ早いほど薬剤費の節約につながる。

ジェネリック薬の技術面での不安材料として、原薬の品質や製品の製造管理における問題が考えられる。

ジェネリック薬の効果や安全性に影響を及ぼすと思われる主要な要因の一つに原薬（医薬物質または有効成分）の問題がある。ジェネリック薬に使用される原薬はブランド薬のそれと由来（起源）の異なる場合が当然考えられる。物質特許の保護期限が切れると、それを狙って世界のどこかの化学会社が原薬の合成を始める。そして世界のどこかの商社がそれをみつけ出してジェネリック会社に売り込みをはかる。ジェネリック会社はそれに関する情報を得て、その中からもっとも安い原料を選ぶことになる。ジェネリック会社にはブランド薬の原薬とは由来の異なる安価なもの（主として外国産）が商社などから持ち込まれる機会が比較的多い。

ジェネリック会社は宿命としてできるだけ安価な原材料を採用することによって市場競争に勝たなければならない。かといって、品質粗悪な原材料を用いることはできない。食品の分野では、過去に虚偽記載や偽装に関する事件が多発して表示や品質に対する国民の信頼性が一挙失われた。その点、医薬品業界は甘い。製品は原薬の生産国名の表示が義務づけられていないので、どこの国またはどこの会社でつくられた原料が使用されているのか、消費者にはさっぱりわからない。しかも、ジェネリック会社の検査体制はそれら輸入原薬の欠陥を見抜くほど科学的水準は高くないと想像すれば、なんとなく不安である。

２００７年から２００８年にかけて米国で発生したヘパリン製剤（抗凝固薬）によるアレルギーショック死事件はその典型であった。中国から輸入された原薬のヘパリンの汚染がその原因であった。ジェネリック薬に使用される原料すべてとはいわないが、主成分（原薬）だけでも生産国名を表示することが必要である。ジェネリック薬業界の良心を期待したい。

不安はまだある。ジェネリック薬の承認申請書に含めることを要求される生物学的同等性に関するデータのことである。内部告発によって製薬会社が提出する試験データのねつ造がこれまでもときどき問題になった。それはジェネリック会社全体に対する消費者の不信感につながる。もし効かないという患者からの声があるとすれば、このような先入観的な要素がまだ患者の頭から消えていないのかもしれない。

心血管疾病の治療に対して、ジェネリック薬承認の根拠となったブランド薬との治療的同等性研究データを調査した専門家がその論文で、たとえこのように生物学的同等性が証明されても、実際の治療ではジェネリック薬ではなくブランド薬を使用すると述べている。それは何故だろうか。このような発言はジェネリック薬の普及戦略を妨げる、重要な要素と考えなければならない。

ジェネリック薬発展の歴史は米国にその源をみることができる。ほぼ30年にわたるこれまでの歴史において、革新的な新薬（ブランド薬）の市場独占権（特許権など）の有効期限がくるのを待って承認を得るという気の遠くなるような道を歩まなければならないジェネリック薬は、たとえ安価であっても二流品というイメージがつきまとうためか、行政機関が声を枯らしてその治療的同等性をいくら叫んでみても期待するほどの成長をみせてこなかった。ジェネリック薬は、市場価格が特許期限切れブランド製品に比べて遥かに安く、しかもその有効性や安全性はそうしたブランド薬と同等であるといわれているにもかかわらず、（特に日本では）その普及が遅々としていた。何故だろうか。全処方せんに占めるジェネリック薬の処方の割合が比較的高いといわれる米国でさえも、ジェネリック薬の普及度は量的に、あるいは金額的にまだまだ低い。まして日本における後発薬の普及率はいわずもがなである。

ジェネリック薬をできるだけ早く患者に提供するため、ＦＤＡはこれまでブランド薬の市場独占期限が切れるや否や早急にジェネリック薬を承認してきた。ＦＤＡのジェネリック戦略は、ジェネリック薬の有効性も安全性もブランド薬と同等であることを保証し、しかもそれらを医療で迅速に使えるようにすることである。ＦＤＡはこの戦略によって患者本人や国、あるいは保険会社が支払う薬剤費のかなりの額の節約ができたという。

しかし、米国でもまだ多くの医師がジェネリック薬に対してブランド薬と同じような効果と安全性を期待しているとはいえない現実があるようだ。特にその傾向は重要な疾患の治療に当たる専門医にみられるようである。日本でも事情は類似する。最近になって厚労省は後発薬の使用推進策をいろいろ打ち出し、また、その処方に対する医療保険上の報酬費などに優遇策を講じ始めた。それでも、このような策だけでは薬剤費の節約は期待するほどの効果が得られていない。

後発会社の経営戦略はよくわからない。過去のいくつかの事例をみても明らかである。もしこれからもジェネリック薬だけに頼る経営を固守するとすれば、世界的視野からの思い切った決断が必要である。それは外国会社との統合だけを意味するわけではない。果たしてそんな度胸のある経営者がいるだろうか。現状をみると、叱られるかもしれないが、期待がもてない。テバに吸収された大洋薬品がテバ製薬となって日本のジェネリック薬の普及にどれだけ能力を発揮するか、見守りたい。

後発薬の品揃えのため、あるいは受託製造の拡大のため、資本金を増やして設備投資に精を出したり、発展途上国で製造を考えたりする会社もあるようだが、それが将来を見据えた経営戦略とは思えない。販売を考えないで製造施設を増やしても仕方がない。この経営者の戦略の行き着く先には買収または倒産が待っているだろう。

◇ジェネリック薬への切り換えによる効果の消失

～ジェネリック薬に転換して病気が再発した抗うつ薬～

承認システムの簡略化によって多くの安価なジェネリック薬が市場に溢れ出すようになってから治療薬に対する患者の選択肢が拡がった。しかし、同時にジェネリック薬の品質と効果への不安も高まってきた。いまでもジェネリック薬の効果や副作用を不安視してジェネリック薬の処方を避ける医師やその処方を希望しない患者も多くいるという。

生物学的同等性試験データに基づいてブランド薬と同等の効果をもつとして承認されたジェネリック薬に不安をもつ理由は何だろうか。前にも述べたように医師も患者も、コピー製品は二流品であるとして単にそれを軽視するだけなのか、あるいは単にいままで使った経験のあるブランド薬の方が慣れているという単純な感覚に由来するに過ぎないのか。米国における調査で、いまだにジェネリック薬を使用することに抵抗感をもつ専門医がかなりいる理由は何だろうか。

有効成分（医薬物質）がブランド薬のそれと全く同じ製造元の原料であって、しかも賦形剤などほかの成分も同じ供給源からのものであり、そしてブランド薬と同じ装置と方法でつくられる製品である限り、ブランド薬とジェネリック薬とのＡＵＣの平均差は理論的には０％に近いといえる。しかし、ジェネリック会社はブランド薬会社と競合関係にあるため、原料や製造がすべてブランド薬のそれと同じであることはまず考えられない。ジェネリック会社は自社のルートを使って有効成分や賦形剤などの原料を調達するだろうし、製品の製造も自社または契約製造会社の装置を使って製造するだろう。さらに、ジェネリック会社は成分や製造法に関してＦＤＡから認められる範囲の軽微な変更を加えることもあるだろう。このように必ずしもブランド薬と化学的、物理的に全く同一とはいえないジェネリック薬であっても、安定性試験や生物学的同等性試験データを含む申請書にもとづいて、ＦＤＡが生物学的に同等であると判断すれば、それは承認される。

過去に行われた調査では、ＦＤＡは既承認のＡＮＤＡに含まれる生物学的同等性試験データについて、ブランド薬とジェネリック薬のＡＵＣの差（％）を調べて、その平均差がすべて２０％の範囲内に入ることを確認した。

しかしその一方で、ＡＮＤＡ制度の発足当時に提出されたデータがすべて適正かつ正確な試験方法のもとでつくられたものかどうか、疑問も湧く。１９８９年に発覚したジェネリック汚職事件では、捜査によって贈賄会社のデータ改ざんは以前から行われていたことが裏づけられた。それは当時このような不正がほかでも秘密裏に行われていたことを疑わせるものである。このようなデータの手抜きやその他の不正行為が全くなかったとはいい切れない背景があったといえよう。

この事件以後、試験やデータ作成に対してＦＤＡの監視が厳しくなった。それに会社の能力不足から契約研究機関によってつくられるデータを利用することが多くなったことで、ジェネリック会社のデータ改ざん問題など不正行為は消えたようである。

次に紹介する事例は、生物学的同等性試験に基づいて治療的同等と判断されたジェネリック薬の効果と副作用に関する報告に対応して、ＦＤＡが公表した見解である。この報告は生物学的同等性が立証されたジェネリック薬にも、実際の医療現場ではその安全性と有効性に疑念が生まれるという実例である。

〈抗うつ薬「ウエルブトリンＸＬ」と「ブデプリオンＸＬ」の効果〉

無効報告のあらまし

ＦＤＡは２００７年1月1日～6月30日の間に活性成分の塩酸ブプロピオン（一般名）を含む抗うつ薬（徐放錠）で、グラクソスミス・クライン（ＧＳＫ）が販売するブランド製品「ウエルブトリンＸＬ３００mg」をテバのジェネリック製品「ブデプリオンＸＬ３００mg」（商品名）に使用を切り換えた患者が、効果や副作用に関して好ましくない影響を経験したという市販後報告書を85件うけとった。特に、これら報告のあった症例のうち、78件はブランド製品からジェネリック製品へ切り換えた後で抗うつ効果がみられなくなったという報告であった。

この効果の消失に加えて、新しい副作用の発現または副作用の悪化の症例も多く報告された。副作用報告はブプロピオン製品に表示される有害作用と一致していた。そして、治療薬をもとのブランド製品のウエルブトリンＸＬ３００㎎に戻した患者の半数以上はうつ病の改善や副作用の軽減がみられたことが報告された。

ジェネリック薬への切り換えと、うつ病の再発や副作用発現との一時的な関係を考えて、これらの患者と医師はそれをジェネリック製品の低い性能に起因するものと判断した。これらの報告症例は、ウエルブトリンＸＬを用いる何十万人もの患者が新しく利用できるテバのブデプリオンＸＬに投薬を切り換えた時点で発生した。その切り換え時点は販売データによって判明した。しかし、このような効果の消失（うつ病再発）や新たな副作用の発現は、本当にジェネリック製品への切り換えによるものなのかどうか、という問題が提起された。言い換えれば、ジェネリック製品が生物学的にブランド製品と同等でないことを意味するのか、あるいは説明できる別の理由によってそれが起こったのかという問題であった。

ＦＤＡはこれらの市販後報告書を評価するため、ウエルブトリンＸＬ（ＧＳＫ）とブデプリオンＸＬ（テバ）の2つの製品の生物学的同等性に関するデータを再検討した。

ジェネリック「ブデプリオン」承認の経緯

塩酸ブプロピオンは大うつ病性障害（ＭＤＤ）に適応される。ブランド製品の「ウエルブトリン」は１９８５年、即効型錠剤が承認された。１９９６年には徐放型錠剤（ウエルブトリンＳＲ）が承認された。続いて２００３年、「ウエルブトリンＸＬ」の販売名で持続性放出型錠剤（徐放錠）が承認された。ウエルブトリンＳＲおよびＸＬは1日1回または2回服用する長時間作用型のブプロピオン製剤で、1日3回服用する即効型錠剤の血漿中のブプロピオン量と類似していることによって承認された。

この薬の抗うつ作用は治療を始めてから数週間後に現れる。その効果のほとんどは長時間作用する代謝物が関係する。そのためウエルブトリンＳＲまたはＸＬの承認は臨床効果試験を必要としなかった。その要求もされなかった。ウエルブトリンはＧＳＫの一部門であるスミスクラインビーチャム（ＳＫＢ）が所有し、バイオベール（カナダの製薬会社）が製造する。

承認のジェネリック薬はブランド薬と同じ活性成分、剤形、投与経路、それに同じ表示をもち、それがブランド薬と生物学的に同等であることが法的に要求される。法律はまた、ジェネリック薬の申請者が製品の同一性、品質、力価および純度を保証することを求める。生物学的同等性はジェネリック薬の吸収速度と量がブランド薬のそれらと有意な差を示さないことを意味する。両者の差が有意であるかどうかの分析は統計学的に判断される。ＦＤＡは、ジェネリック薬がブランド薬と治療的に同等であると判断すれば、それを承認する。治療的に同等とみなされる薬は相互に代替することができる。それは代替製品を表示に従って用いるとき、同じ臨床効果と安全性のプロフィルを示すだろうと期待されるからである。

テバから「ブデプリオンＸＬ」として販売されるジェネリック版ブプロピオン製剤は２００６年、ＦＤＡによって承認された。このジェネリック製剤はイムパックス・ラボラトリーズが製造し、テバによって販売される。ＦＤＡはブランド製品ウエルブトリンＸＬと生物学的同等性を示す証拠に基づいてジェネリック版ブデプリオンＸＬを承認した。

承認の根拠

テバのジェネリック版ブデプリオンＸＬの承認根拠は、そのブデプリオンＸＬ１５０mgがウエルブトリンＸＬ１５０mgとの比較でブプロピオンの血漿濃度測定による吸収速度と量に有意な差がみられなかったことである。高用量ではてんかん発作の危険性があるので３００mg用量は試験されなかった。この方法は正常人における薬物動態プロフィルを評価するとき、そして特に用量によって薬の有害作用が増加するとき用いられる。薬物動態プロフィルはブプロピオンの３００mgと１５０mgとの間で差があるとは考えられない。

薬剤の時間的血漿濃度曲線下面積（ＡＵＣ）は、吸収される総薬物量の図表的なそして統計的な表現である。絶食状態でブデプリオンＸＬの投与をうけた被験者の平均ブプロピオンＡＵＣは、絶食状態でウエルブトリンＸＬの投与をうけた同じすべての被験者の平均ＡＵＣの98％（信頼区間90％、91・９～１０４・４％）であった。食事状態におけるブデプリオンＸＬの平均ブプロピオンＡＵＣは、同状態でのウエルブトリンＸＬのそれの１０８％（信頼区間90％、１０３・２％～１１８・０％）であった。

　絶食状態でブデプリオンＸＬを投与された被験者の平均の最大ブプロピオン血漿濃度（C_{max}）は、ウエルブトリンＸＬを投与された同じ状態の同じ被験者のそれの89％（90％信頼区間80・３％～98・２％）で、食事状態では１１０％（９０％信頼区間１０３・２％～１１８・０％）であった。

　生物学的同等性の立証限度はジェネリック薬とブランド薬のＡＵＣおよびC_{max}両方の比較で全体の90％信頼区間（ＣＩ）が80％から１２５％内にならなければならないと定められる。そのため、ＡＵＣとC_{max}で観察された小さな差は、一致する方向ではないが、ブランド薬とジェネリック薬の生物学的同等性の立証限度内にあり、その差が臨床的に意味があるとは考えられない。また、ブプロピオンの大部分の効果に関与する主要な活性代謝物ヒドロキシブプロピンもＡＵＣとC_{max}の生物学的同等性限界に適合した。

最大薬物血漿濃度時間（最高血中濃度到達時間（T_{max}））が試験されたが、これは特定限度内にあることを要求されない。ブプロピオンのT max はウエルブトリン（5～6時間）よりもブデプリオン（2～3時間）の方が速かった。ブデプリオンXLのヒドロキシブプロピン（活性代謝物）のT max 中央値は10時間、ウエルブトリンXLのT max 中央値は12時間である（絶食被験者、食事被験者ともに）。しかしながら、ブプロピオンとその代謝物の両方とも、T max の差は臨床的に有意とはみなされなかった。

1日を通じて血漿ブプロピオン濃度に差がなく、また、最大濃度までの時間のやや速いことが効果の減少につながるわけではない。このことはブデプリオンXLのブプロピオンT max が、ウエルブトリンSR製剤のそれに類似し、また、実際に有効性を示したウエルブトリンIR製剤よりも遅かったことによって裏づけられる。ジェネリック製品とブランド製品の薬物動態プロフィルは、抗うつ作用の欠如と新しい副作用の発現が、2つの製品の差の結果であるとする結論を支えるものではない。

図26はテバのジェネリック製品ブデプリオンXLとGSKのブランド製品ウエルブトリンXLの平均血漿濃度の時間的変化を示すグラフである。

ジェネリック製品切り換え後の効果消失の要因（自然経過）

前述のうつ病の再発報告例で考えられる要因は大うつ病性障害の自然的な経過である。この病気は継続治療にもかかわらず再発することがあり、かつて対照比較臨床研究でそれが示されたこ

図26　ジェネリック薬とブランド薬の血漿濃度・時間曲線

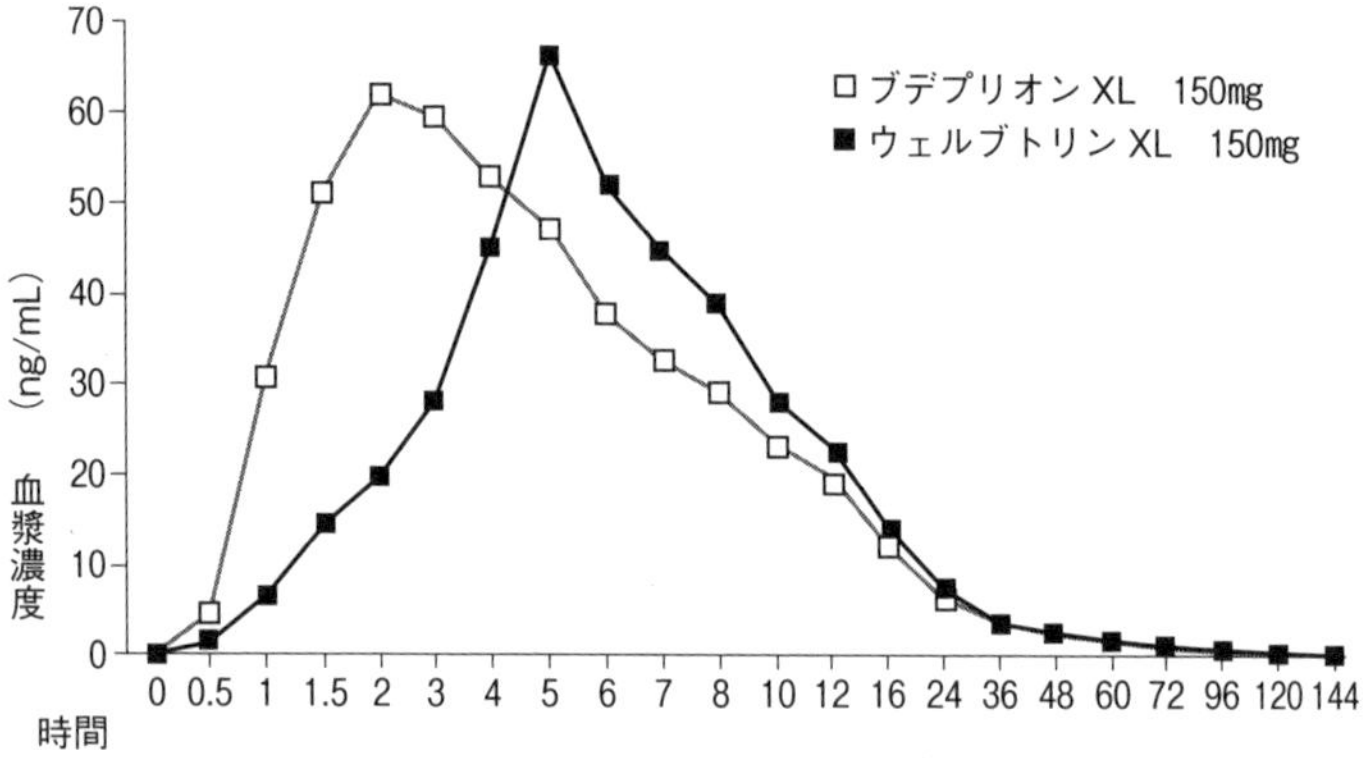

（FDA資料：Review of Therapeutic Equivalence Generic Bupropion XL 300mg and Wellbutrin XL 300mg）

とがある。その試験では、抗うつ薬の長期有効性を立証するため、数か月間ブプロピオンに反応した患者が効果的治療の継続またはプラセボに対して無作為に選ばれた（無作為中断研究）。

これらの研究で、うつ病の再発はプラセボ群の方がより多くみられるが、しかし、有効薬による継続治療でも数週以内にもとの再発に戻ることがある。たとえば、ジュロキセチン維持療法の患者研究でジュロキセチン継続患者の約5％は4週間内にうつ病の再発をみた。6か月間でうつ病はジュロキセチン患者の約20％が再発した。同様なタイプのウエルブトリンSR研究では、その薬剤を投与された患者の約8％は4週間内に再発した。

両方の報告では積極治療の中止後2週間内のうつ病再発は極めてまれであった。これら治療患者のうつ病再発率は、ジェネリック製品へ切り換えた後でうつ病の悪化を経験した患者もいれば、そのような切り換えをしない患者でも同じように再発を経験した患者もいたという理由について十分納得できる説明を与えるものである。したがって、ジェネリック製品への切り換え後のうつ病悪化を治療変更のせいにすることは一見合理的のように考えられるが、この結論は誤りである。

２００７年、ブプロピオンのすべてのＸＬ版の処方せんは１か月当たり平均約１００万枚が調剤された。それに占めるテバのブプロピオンＸＬの処方せんは平均40％であった。

継続する有効な薬物療法の最初の１か月間に約５～８％がうつ病の再発を示した前述の無作為中断研究のデータを加味すれば、この多くの製品の処方せん数は患者がブランド製品を使っても、また、それをジェネリック製品へ切り換えても、関係なく維持治療開始の30日以内に再発する人が何千人もいるだろうことを示唆している。たとえていえば、１か月当たり再発率が５～８％として、１万人がその該当する月にブランド製品からジェネリック製品へ切り換えると、等しく有効な薬剤であっても、これらの患者の５００～８００人がその期間内にうつ症状の悪化を経験するだろうと考えられる。

この計算は、切り換え後の症状悪化の報告例がジェネリック製品とブランド製品との小さな薬物動態差よりも大うつ病性障害治療の自然経過の結果である可能性の方が遥かに高いことを示している。

ジェネリック版使用に関するＦＤＡの結論

ＦＤＡはウエルブトリンＸＬのジェネリック版であるブデプリオンＸＬは、ウエルブトリンＸＬと生物学的に同等であり、治療的にも同等とみなされるので互換性があると考える。これら両製剤の薬物動態プロフィルに小さな差はあるが、それらが明らかに同等性の限度外にあるのでもなければ、有効であることが明らかなほかの製品と差があるわけでもない。ジェネリック製品への切り換え後の無効報告については大うつ性障害の再発性によって科学的に説明することができる。

切り換え後に報告された有害作用（頭痛、胃腸障害、疲労、不安など）は、ほとんどの臨床試験（ブプロピオンを含むがそれに特定されない）において報告される試験薬群とプラセボ群の有害事象の数と種類が比較的少なかった。これら有害作用の多くは治療開始してすぐに現れるが、それらは患者の治療過程で、また薬剤の固定用量の患者やプラセボ投与患者で同様に起こることが知られている。

◇抗うつ薬「ジェネリック版」のＦＤＡ評価から思うこと
～ジェネリック薬への切り換えによる病気再発～

ブランド抗うつ薬のウエルブトリン（一般名　塩酸ブプロピオン）に代えてそのジェネリック版を使用した患者にうつ病の再発が多くみられたという報告に対して、ＦＤＡはジェネリック薬の効果がなくなったわけではなく、病気本来の性質によるものであると結論した。しかし、副作用報告によれば、それら再発患者に対してもとのブランド薬に戻したところ、その半数以上の患者の病気は改善され、副作用も少なくなったという。

薬の効果はその薬に対する生体の反応によるものである。勿論、薬の有害作用も生体反応である。同じ薬であっても人によって効いたり、効かなかったりすることは人それぞれ薬に対する生体反応に差があるからである。このことはその薬が同じ病気の患者すべてに対して一律に効くわけでなく、また、患者によってはその効果の程度が異なることを意味する。

ブランド薬とジェネリック薬の関係を考えてみる。この両者が成分も製造も剤形も用量も投与経路も、すべてが全く同じであるとすれば、そして同じ患者に使用するのであればおそらくそれらの薬に対する生体反応は同じと考えられよう。しかし、このような薬は特定の会社によって製造される特定の製品を指すものであって、ブランド薬とジェネリック薬との関係はこの範ちゅうには入らない。ジェネリック薬とブランド薬はあくまで別な製品である。

ジェネリック薬はオーソライズド・ジェネリック（ＡＧ）を除いて、成分や製造などすべての条件がブランド薬と全く同じということは考えられない。ジェネリック薬に対して要求される生物学的同等性試験は主成分の薬物動態パラメーターが統計学的にブランド薬のそれと差のないことを保証するが、個々の生体反応で両者に差のないことまで保証するものではない。

切り換えによる病気の再発（効果の消失）は、生物学的に同等であると判断されるジェネリック薬と、そのブランド薬との間に存在する僅かな差によるものではなく、また、薬の継続中に起こる病気の再発はブランド薬にも同じように起こることからみて、それが病気そのものの性質（自然的な経過）が原因であるとするＦＤＡの結論は妥当かもしれない。しかし、同じ薬でも人によって反応が異なる場合があることを考えれば病気の自然経過ときめつけることもやや乱暴な気がしないでもない。もっと実証方法を検討する必要があるのではなかろうか。この探求はジェネリック会社に対して求められる課題でもある。

ＦＤＡの判断が正しいとしても、当時おそらく多くの医師や患者はブランド薬からジェネリック薬に使用を切り換えことに不安を抱いたに違いない。それに、この問題は治療薬の使用継続中または切換えによって起こる病気の再発が抗うつ薬に限られるのか、あるいはそのほかの治療薬でも起こる可能性があるのかという疑問である。ブランド薬の特許期限が切れて新しく登場した安価なジェネリック薬に治療を切り換えたとき、どんなジェネリック薬でも病気の再発が起こり得るのだろうか。この疑問は会社だけでなく、ジェネリック薬の利点に期待する医師や患者にとって重要である。特にブランド薬から初めてジェネリック薬に切り換えることで病気の再発（い換えれば薬の無効）の不安がでてくるとなれば問題である。

これまで長年使用してきたブランド薬に代えて初めてジェネリック薬を使用するとき、そのような無効現象を経験することがあるとは一般的に考えられないが、今の段階ではそれがジェネリック薬に対する不信の一つの原因とならないことを望むしかない。もとより医師は処方せん薬を変更する場合に病気の再発や副作用などに対して注意を払うのが常識であるが、このような不安が心を蔽うと、ジェネリック薬の使用に影響が出る。私の危惧は単なる心配だけで終わって欲しいものである。そして、このような問題がジェネリック薬に対する不信感につながることのないようジェネリック業界あげてその解明に取り組み、それが将来の発展につながることを期待したい。

付録1　ジェネリック薬関連用語

あ行

医薬製品　Drug Product

通常、医薬物質（活性成分）を含む錠剤、カプセル、液剤、注射剤のような最終的な投与製剤をいう。

医薬品価格競争・特許期間回復法　**Drug Price Competition and Patent Term Restoration Act（Hatch-Waxman Amendments）**

すでに承認された新薬（ブランド薬）のジェネリック版を簡略新薬申請書（ＡＮＤＡ）にもとづいて承認できる制度とＦＤＡの審査で費やされた新薬の特許期間を回復する制度（最高5年として合計で14年を超えない期間）とを盛り込んだ連邦食品医薬品化粧品法の包括改正法で１９８４年、議会を通過した。一般にハッチ・ワックスマン改正法と呼ばれる。この改正法によって安価なジェネリック薬が早く患者のもとに届くようになった。

医薬物質

病気の診断、治癒、緩和、治療、または予防において、薬理作用やその他直接的な作用を与えるか、もしくは、身体の構造または機能へ作用することを意図する活性成分（有効成分）を意味する。ただし、これらの成分の合成に使用する中間体は含まれない。

医薬品マスターファイル　**Drug Master File：DMF**

医薬品の製造、加工、包装、保管などで使用される設備、工程、または物品の詳細な情報を記述したＦＤＡ提出用の書類。その提出は強制ではなく、あくまで当事者（会社）の自由裁量による。ＤＭＦはＦＤＡが審査する申請書のＣＭＣ（化学・製造・管理）項目の情報を提供する手段である。ＤＭＦの情報を必要とする申請書はＩＮＤ（研究新薬申請書）、ＮＤＡ（新薬申請書）、ＡＮＤＡ（簡略新若申請書）、輸出申請書、それに、これらの変更申請書や他のＤＭＦである。特にＡＮＤＡ審査でＦＤＡが必要と認める情報をＤＭＦから得ることは承認の迅速化につながる。

オーソライズド・ジェネリック薬　**Authorized Generic Drug：AG**

ブランド会社の子会社またはライセンスをうけた会社によって、ブランド薬がジェネリック薬として再包装されて販売される製品を意味する。新たな承認は不要であり、実質的にブランド薬とみなされる。ブランド会社はブランド薬の価格の値下がりを防ぐ手段として、ブランド薬の特許保護期間終了後、初ジェネリック薬が180日間の販売独占権を得て市場に登場するときに合わせてAGを販売することがある。

オレンジブック　Orange Book

FDAは承認した医薬品の治療的同等性の評価や特許情報を含む通常、オレンジブックと呼ばれる刊行物を発行する。その表題は「治療同等性評価による承認薬」(Approved Drug Products with Therapeutic Equivalence Evaluation)である。オレンジブックは毎年1回更新されて新版が発行されるが、月ごとに追補も出版される。オレンジブックには、医薬製品の活性成分、剤形、投与経路、販売名、力価、参照リストか行薬、承認日などの情報が記載される。

化学審査　Chemical Review

FDAの各審査部は申請書の化学および製造管理に関する項目の審査に対して化学者チームを利用する。化学審査官は医薬品の同一性、製造管理、それに分析に関連する問題に対応する。また、化合物の再現性や安定性を保証するため医薬品の製造と加工手順を評価する。申請者は臨床試験用の製品と動物毒性試験に用いる製品との化学的および製造的な差を記述することが求められる。

活性成分　Active Ingredient

病気の診断、治癒、治療、または予防で薬理作用やその他直接的な作用を与えるか、あるいは人や動物の体の構造もしくは機能に影響を与える成分をいう。有効成分とも呼ばれる。FDAは場合によって医薬物質と呼ぶこともある。

簡略新薬申請書　Abbreviated New Drug Application：ANDA

ジェネリック薬の販売承認をうけるため、FDAに提出する申請書である。通常、ANDAの略称で呼ばれることが多い。「簡略申請書」または「ジェネリック薬申請書」ということもある。ブランド薬(先発薬)の承認審査に対してFDAに提出が要求される新薬申請書(NDA)には、化学、製造、管理、表示、試験、動物研究、臨床研究および生物学的利用性に関するデータや情報を含めることが要求される。しかし、ジェネリック薬の承認審査で要求されるＡＮＤＡでは、ＮＤＡの動物研究と臨床研究、それに生物学的利用性試験項目は必要なく、その代わり生物学的同等性試験データの提出が求められる。

また、抗生物質のジェネリック版の承認に対しては「簡略抗生物質申請書」（Abbreviated Antibiotic Application：AADA）の提出が要求される。

金銭情報開示　Financial Disclosure

１９９８年2月2日、ＦＤＡは医薬品、生物製品または医療機器の販売申請書を提出する申請者に対して、臨床研究を実施する臨床研究者の報酬と金銭的利害関係に関して特定の情報を求める規則を公示した。情報には、研究結果に影響を与え得る額の報酬、試験製品の特許権や著作権またはライセンスなどの独占的所有権利益、ストックオプションや所有権利益など研究スポンサーの株式利益、5万ドルの額を超える公開会社の株式、研究者またはその施設に対してその活動を支えるため累積2万５０００ドル以上のスポンサーの支払などの情報を含めなければならない。

この規則の目的は臨床研究の信頼性に関して研究者の金銭的な影響を判断することである。開示される金銭的な情報はデータなどに研究者の偏見が入る可能性をなくすることに役立つ。

さ行

30ヶ月保留　30-Month Stays

パラグラフⅣ証明を含むＡＮＤＡを提出する申請者はその特許所有者とＮＤＡ（新薬申請書）保有者にブランド薬の特許に対する異議を通告しなければならない。これに対してＮＤＡ保有者または特許所有者が45日以内に特許侵害訴訟を起こせば、ＡＮＤＡは通告の日から30ヶ月間は最終承認されない。裁判所がその期間内に判決できない場合、この停止期間は延長される。ジェネリック側がこのような特許に対して挑戦した全ＡＮＤＡ（４４２件）のうち３・８％（17件）が複数回の30カ月保留をうけたことが過去に報告されている。

参照リスト薬　Reference Listed Drug：RLD

ＡＮＤＡ（簡略新薬申請書）審査に対して要求される生物学的同等性試験で、比較標準薬としてＦＤＡが特定するリストの医薬品をいう。参照リスト薬は通常、ブランド薬（先発薬）のことである。ジェネリック薬は生物学的同等性試験データによって参照リスト薬と生物学的同等であることが証明されなければならない。

暫定承認　Tentative Approval

ＦＤＡはブランド薬の特許権やその他の販売独占権が消滅したとき、直ちに安価なジェネリック薬を承認して患者に提供する目的で、ブランド薬の特許保護期間中でもＡＮＤＡがそれ以外の承認条件を満たせば、通常と同じ審査によって暫定的な承認を与える制度をつくった。暫定承認はブランド薬の市場独占権が有効な間は販売できないが、その独占権が終了すると、正式な販売承認が与えられる。

暫定承認は２００７年にブッシュ大統領がアフリカ、アジアなど15ヶ国の１３００万以上の人たちのＨＩＶ感染治療に対して5年間にわたるＰＥＰＦＡＲ（大統領エイズ撲滅緊急計画）による援助計画を発表したことで注目された。ブランド薬の抗ＨＩＶ薬が特許保護期間内であっても、そのジェネリック薬は安全性と有効性の基準に適合するとしてＦＤＡが暫定承認を与えれば、そして援助を受ける国が輸入を認めれば、米国から輸出できることになった。

生物学的同等性　Bioequivalence

同じ実験条件のもとで試験するとき、同じ程度の生物学的利用性を示す薬剤学的同等性の医薬製品をいう。ジェネリック薬は参照リスト薬との生物学的利用性の比較試験で薬物動態パラメーター（血漿濃度・時間曲線下面積ＡＵＣおよび最大薬物濃度Ｃmax）に統計的有意差がみられなければ、生物学的同等であるとみなされる。

生物学的利用性　Bioavailability

活性成分（有効成分）または活性部分（有効部分）が医薬製品から生体に吸収されて、作用部位で利用されるようになる速度と量を意味する。血液中に吸収されることを意図しない医薬製品の場合、生物学的利用性は活性成分または活性部分が作用部位で利用できるようになる速度を反映する尺度によって評価される。

ジェネリック薬取締法　Generic Drug Enforcement Act

ＡＮＤＡに関連する不正行為に対して、違反者の申請書提出や医薬品承認からの除外（締め出し）などの罰則を定める。ＦＤＡのジェネリック汚職事件（１９８９年）を契機に、１９９２年、制定された。法律はＡＮＤＡに関して連邦重罪判決をうけた会社に対して１００万ドルの罰金と1年～10年の申請書提出の禁止、個人に対して最高25万ドルの罰金と業界からの永久除外（強制除外）の罰則などを定める。

処方せん薬　Prescription Drug

購入に医師の許可を必要とする医薬品。

審査　Review

ＦＤＡが申請書の承認を決定するための根拠である。審査はＦＤＡの審査官が実施する臨床試験データやそのほかの情報の総合分析を意味する。それは医学分析、化学、臨床薬理学、生物薬剤学、薬理学、統計学、それに微生物学の各専門分野に分けられる。

申請者　Applicant

医薬品スポンサー（Drug Sponsor）ともいう。連邦食品医薬品化粧品法（Federal Food,Drug, and Cosmetic Act）および関連規則の適用規定を順守する責任を含めて、新薬の販売責任を保証する者または実体（Entity）をいう。スポンサーは通常、個人、共同会社、法人、政府機関、製造業者または科学技術団体を意味する。

新分子成分　New Molecular Entity：NME

どんな形であってもこれまで米国で販売されたことがない活性成分のことをいう。

新薬申請書　New Drug Application：NDA

新薬のスポンサーは販売承認のＦＤＡ要件に適合する十分な安全性と有効性のデータが得られたと考えるとき、ＦＤＡに対して新薬申請書（ＮＤＡ）を提出する。申請書は化学、薬理学、医学、生物薬剤学、統計学など、特定の審査視点からのデータを含まなければならない。ＮＤＡが承認されれば、その製品は米国内で販売することができる。

た行

多形（性）　Polymorphism

化学組成は同一であるが結晶構造が異なることを意味する。ジェネリック薬の活性成分の結晶形が異なると、その物理的化学的性質の差によって製品の安全性や有効性が影響をうける場合が考えられる。活性成分の多形性はその溶解性に差があるので、それによって生物学的利用性や生物学的同等性に差を生じる可能性がある。しかし、法律が求める「ジェネリック薬が参照リスト薬と同じ」という意味は活性成分が同じであることを意味するものであって、結晶形の違いは含まれないとＦＤＡは解釈する。

治療的同等性　Therapeutic Equivalence

薬剤学的に同等であり、かつ表示記載の条件で患者に投与するとき、同じ臨床効果と安全性のプロフィル（様相）が示されると考えられる医薬製品が治療的同等であるとみなされる。

特許証明　Patent Certification

ＮＤＡ（新薬申請書）やＡＮＤＡ（簡略新薬申請書）に含めることが要求される情報の1つとして、米国特許商標局から交付される医薬品またはその用法に関する特許証明がある。ジェネリック薬の申請者はＡＮＤＡの中にオレンジブックに収載されるブランド薬（参照リスト薬）またはその用法に対し正当性を主張するため特許情報を含めなければならない。

要求される特許証明は次のいずれかである。

(1)　このような特許に関する情報がこれまでＦＤＡに提出されたことがない（パラグラフⅠ証明）
(2)　特許保護期間が終了した（パラグラフⅡ証明）
(3)　特許保護期間が特定の日に終了する（パラグラフⅢ）
(4)　特許無効または施行不能、あるいはＡＮＤＡ製品による特許侵害はない（パラグラフⅣ）

は行

バイオシミラー　Biosimilars

バイオシミラー医薬品（Biosimilar Drug）ともいう。日本では一般的にバイオ後続医薬品と称するようである。バイオシミラーは米国ですでに承認された生物学的製品と非常に類似する製品を意味するが、臨床的に影響を与えないと考えられる不活性成分の軽微な差は許容される。２０１０年3月23日成立した「公衆保健サービス法」（PHSA）の改正法「特許保護・適正価格医療法」（Patent Protection and Affordable Care Act：PPACA）のもとに、ＦＤＡは、すでに許可した生物学的製品に類似するか、またはそれと互換できることが立証される生物学的製品に対して簡略化した申請書により審査できるようにした。この簡略申請の筋道は「バイオロジクス価格競争革新法」（Biologics Price Competition and Innovation Act：BPCIA）に定められる。既承認の生物学的製品と非常に類似することをデータで示せば、バイオシミラー医薬品の証明となる。

初ジェネリック薬　First Generic Drug

ブランド薬に対して最初に承認されたジェネリック

薬をいう。初ジェネリック薬は承認後180日間の販売独占権を与えられる。ブランド薬の特許権（市場独占権）が消滅すると、ANDAによって承認をうけた多くの初ジェネリック薬が市場に登場する。初ジェネリック薬の場合、もっとも早くFDAへ提出されたジェネリック薬が対象となるが、申請会社はかならずしも1つではない。複数の会社によって同じ日に提出されたANDAは特許に対する証明などFDAが定める条件に適合すれば、同時刻に提出されたものとして180日間の販売独占権に関してそのすべてが初ジェネリック薬として処理される。

犯罪捜査部　Office of Criminal Investigation：OCI

1989年のジェネリック薬関連の汚職事件を契機として、1991年、FDAに犯罪捜査部（OCI）が新設された。OCIの使命は連邦食品医薬品化粧品法（FD&C Act）や連邦不正混入防止法（FATA）など関連法の違反を捜査して検事局に告発することである。実際的には、FBIやDEA、その他の連邦取締機関と連携して捜査することが多い。OCIの捜査によって発見された違反事件で有罪判決をうけた件数は2009年度で370件を数える。

180日ジェネリック薬販売独占権　180-Day Generic Drug Exclusivity

1984年のハッチ・ワックスマン改正法によって初めて承認されるジェネリック薬に対して180日間の販売独占権が与えられた。できるだけ早く安価なジェネリック薬を患者に提供するため、ブランド薬の特許問題に挑戦することに対する申請者への刺激と考えられたからである。もし、ブランド会社から特許侵害の訴訟が起こされれば、申請書審査は30カ月間保留される。

ブランデッドジェネリック薬　Branded Generic Drug

ジェネリック会社がブランド会社からブランド薬を継承して、同じブランド名称で販売する医薬品をいう。これに対して、ジェネリック会社が独自にFDAの承認を得て製造し、一般名称で販売する通常のジェネリック薬をアンブランデッドジェネリック薬（Unbranded Generic Drug）と呼ぶことがある。

ブランド薬　Brand Name Drug

商標権で保護される専有の名称のもとに販売される医薬品のことである。

米国ジェネリック医薬品協会　Generic Pharmaceutical association：GPhA

２００1年、ジェネリック製薬工業協会、アメリカ薬品製造協会およびアメリカ製薬連合の３団体が合併して新しく設立された協会である。60社を超えるジェネリック製品の製造業者や流通業者、原薬の流通業者などが加盟する。

や行

薬剤学的代替性　Pharmaceutical Alternative

医薬製品は、その活性成分の治療部分で塩やエステル、または複合体が異なっても、また剤形や力価が異なっても、治療部分が同じであれば、薬剤学的に代替性をもつとみなされる。

薬剤学的同等性　Pharmaceutical Equivalence

同じ活性成分（有効成分）を含み、剤形、投与経路、力価および濃度が同じ医薬製品は薬剤学的同等であるとみなされる。形態、放出メカニズム、包装、賦形剤、有効期限、その他の制限などの特徴は異なることがある。

ら行

力価　Strength

各製剤に活性成分がどれだけ存在するかを示す量的な値である。

レター・オブ・オーソリゼーション　Letter of Authorization：LOA

ＤＭＦの情報の一部を参照として申請書に挿入することを認めるＤＭＦ所有者からの承諾書である。ＬＯＡはＤＭＦに対して写し2部がＦＤＡへ提出されなければならない。ＬＯＡの写し1部はＤＭＦ所有者によって参照を挿入することが認められる会社または個人に送付される。

付録2　FDA組織図

（2011年11月現在）

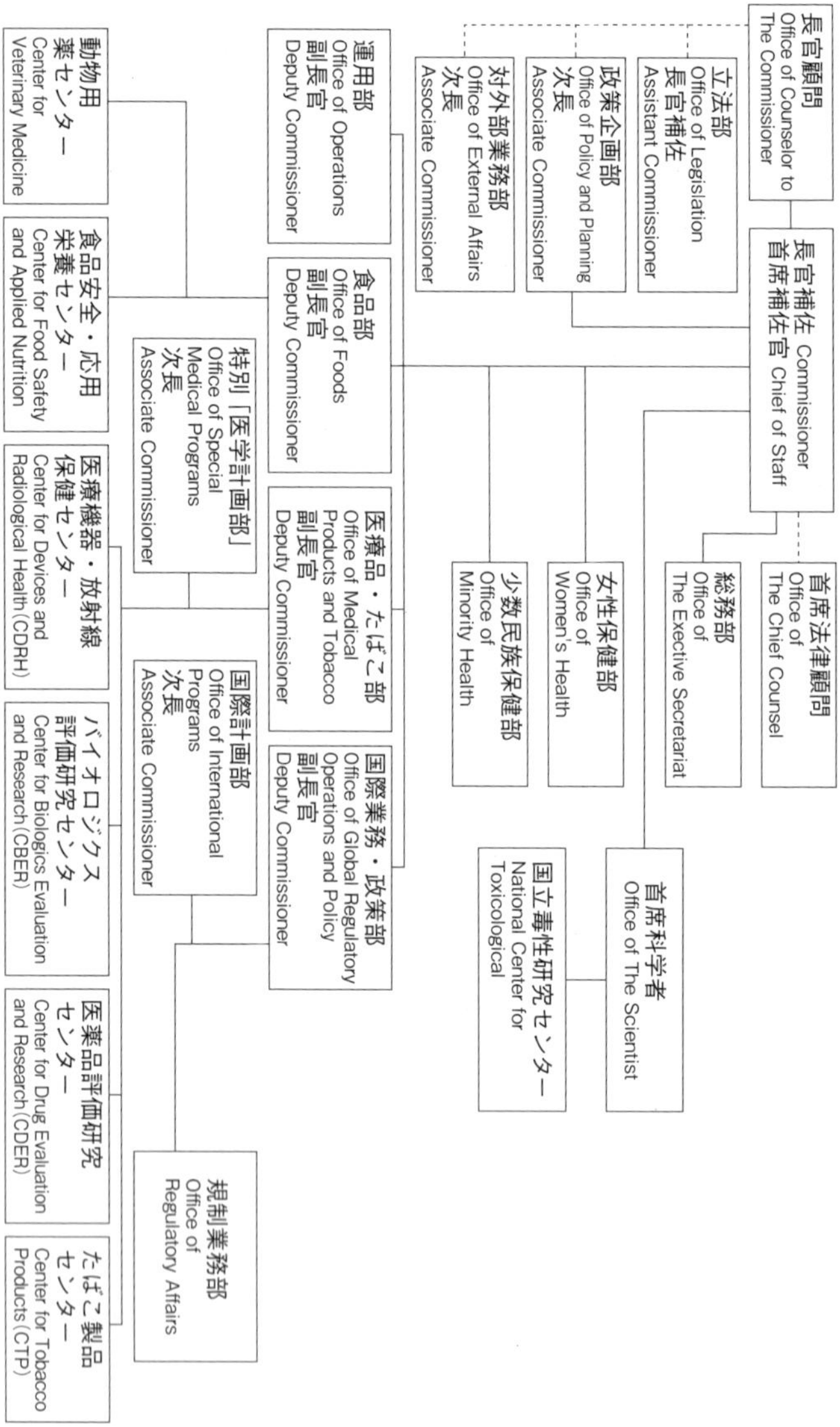
長官補佐 Commissioner
首席補佐官 Chief of Staff
長官顧問
Office of Counselor to
The Commissioner
立法部
Office of Legislation
長官補佐
Assistant Commissioner
政策企画部
Office of Policy and Planning
次長
Associate Commissioner
対外部業務部
Office of External Affairs
次長
Associate Commissioner
首席法律顧問
Office of
The Chief Counsel
総務部
Office of
The Exective Secretariat
女性保健部
Office of
Women's Health
少数民族保健部
Office of
Minority Health
首席科学者
Office of The Scientist
国立毒性研究センター
National Center for
Toxicological
運用部
Office of Operations
副長官
Deputy Commissioner
食品部
Office of Foods
副長官
Deputy Commissioner
医療品・たばこ部
Office of Medical
Products and Tobacco
副長官
Deputy Commissioner
国際業務・政策部
Office of Global Regulatory
Operations and Policy
副長官
Deputy Commissioner
特別「医学計画部」
Office of Special
Medical Programs
次長
Associate Commissioner
国際計画部
Office of International
Programs
次長
Associate Commissioner
規制業務部
Office of
Regulatory Affairs
動物用
薬センター
Center for
Veterinary Medicine
食品安全・応用
栄養センター
Center for Food Safety
and Applied Nutrition
医療機器・放射線
保健センター
Center for Devices and
Radiological Health (CDRH)
バイオロジクス
評価研究センター
Center for Biologics Evaluation
and Research (CBER)
医薬品評価研究
センター
Center for Drug Evaluation
and Research (CDER)
たばこ製品
センター
Center for Tobacco
Products (CTP)

付録3　医薬品評価研究センター（CDER）組織図

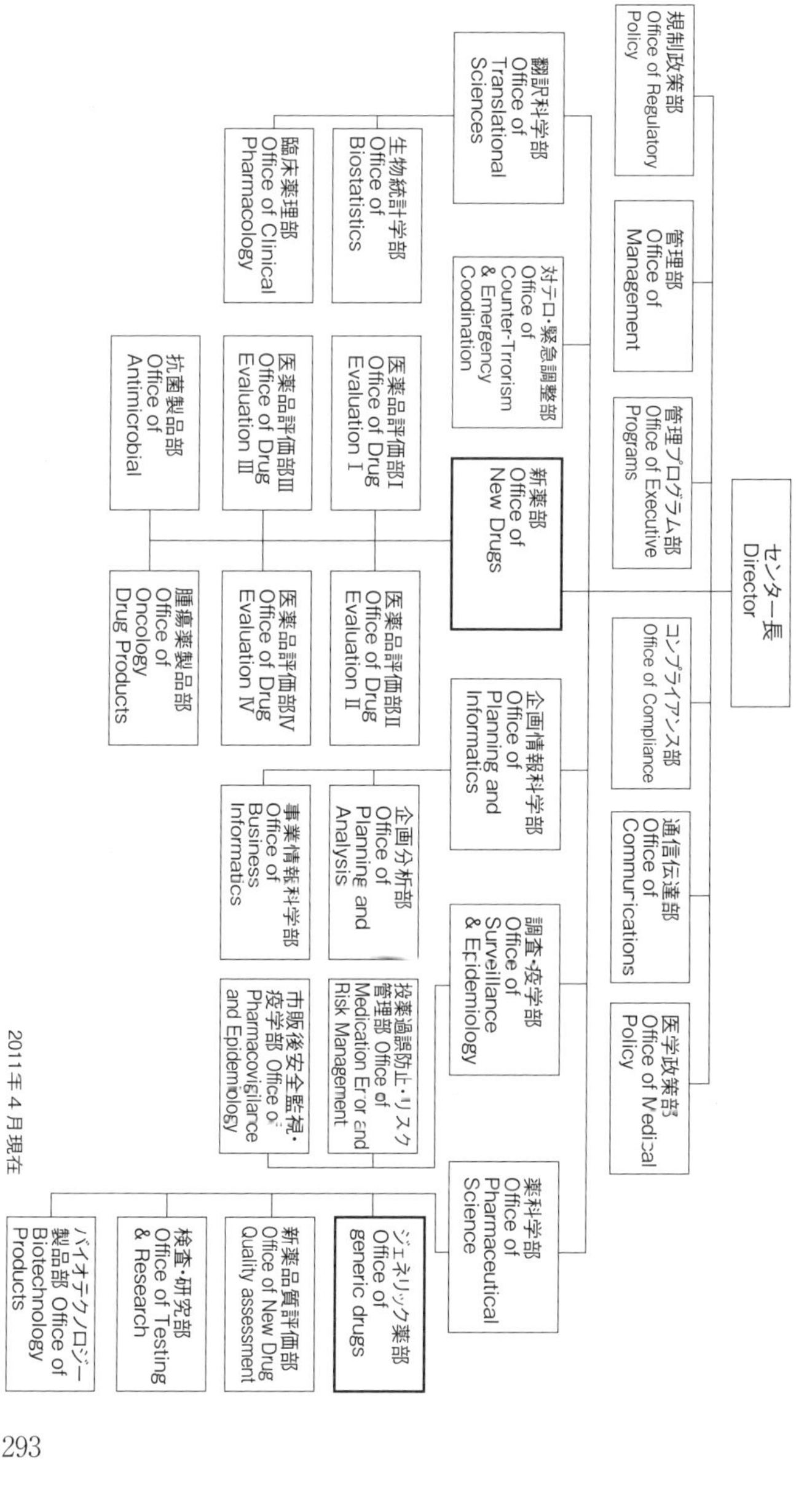
センター長 Director
規制政策部 Office of Regulatory Policy
管理部 Office of Management
管理プログラム部 Office of Executive Programs
コンプライアンス部 Office of Compliance
通信伝達部 Office of Communications
医学政策部 Office of Medical Policy
翻訳科学部 Office of Translational Sciences
生物統計学部 Office of Biostatistics
臨床薬理部 Office of Clinical Pharmacology
対テロ・緊急調整部 Office of Counter-Trrorism & Emergency Coodination
新薬部 Office of New Drugs
医薬品評価部I Office of Drug Evaluation I
医薬品評価部III Office of Drug Evaluation III
抗菌製品部 Office of Antimicrobial
医薬品評価部II Office of Drug Evaluation II
医薬品評価部IV Office of Drug Evaluation IV
腫瘍薬製品部 Office of Oncology Drug Products
企画情報科学部 Office of Planning and Informatics
企画分析部 Office of Planning and Analysis
事業情報科学部 Office of Business Informatics
調査・疫学部 Office of Surveillance & Epidemiology
投薬過誤防止・リスク管理部 Office of Medication Error and Risk Management
市販後安全監視・疫学部 Office of Pharmacovigilance and Epidemiology
薬科学部 Office of Pharmaceutical Science
ジェネリック薬部 Office of generic drugs
新薬品質評価部 Office of New Drug Quality assessment
検査・研究部 Office of Testing & Research
バイオテクノロジー製品部 Office of Biotechnology Products
2011年4月現在

<著者略歴>

石居昭夫

京都大学卒業。医学博士。

厚生省薬務局安全課長、同麻薬課長等歴任。

○主な著書

「FDA用語の基礎知識」

「知っておきたいFDAの知識」

「FDAの知識」

「FDAの医療機器行政」

「FDA巨大化と近代化への道」

「FDAの事典」

「FDAの承認審査プロセス　医療機器の知識」

「FDAの承認審査プロセス　新薬の知識」

「FDAと日本　OTC薬の知識」（いずれも薬事日報社刊）

FDAの知識　ジェネリック薬～不安と期待～

2012年5月22日　第1刷発行

著　者　石居昭夫

発　行　株式会社薬事日報社

〒101-8648　東京都千代田区神田和泉町1番地

電話　03-3862-2141（代表）　FAX　03-3866-8408

URL　http://www.yakuji.co.jp/

印刷・製本　モリモト印刷株式会社

ISBN978-4-8408-1206-1